JN240708

悩み・不安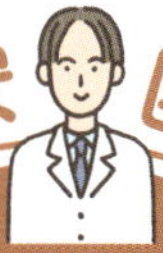困った！を

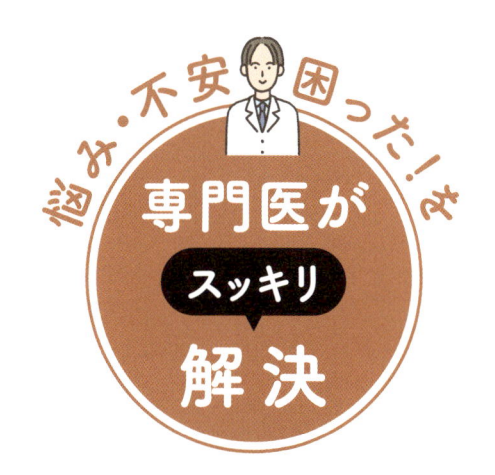

専門医が スッキリ 解決

耳鳴り・めまい

富田雅彦

医学博士　耳鼻咽喉科専門医
富田耳鼻科クリニック院長

新星出版社

「耳鳴り・めまい」

「イスから立ち上がったときに一瞬フラッとする」「朝礼などで長時間立ち続けていて、目の前が真っ暗になって倒れる」「エレベーターで高層階に行くときに耳がキーンとする」「新幹線でトンネルに入ると耳がつまったような感じになる」このような経験をしたことがある人は、多いのではないでしょうか？

ほとんどの人は、一生のうちに一度は耳鳴り・めまいを経験します。健康な人であっても、何かがきっかけで耳鳴りやめまいが起こることは珍しくなく、時間がたてば消える一過性のものであれば、心配する必要はありません。

一方、めまいや耳鳴りが常に

こんな耳鳴り・めまいは大丈夫

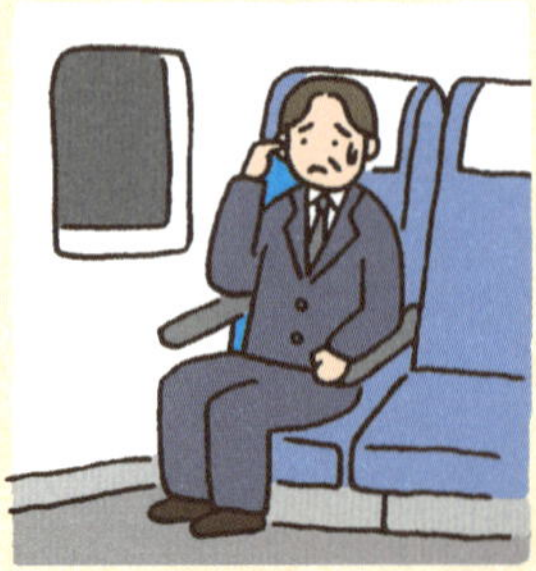

新幹線で耳がつまる

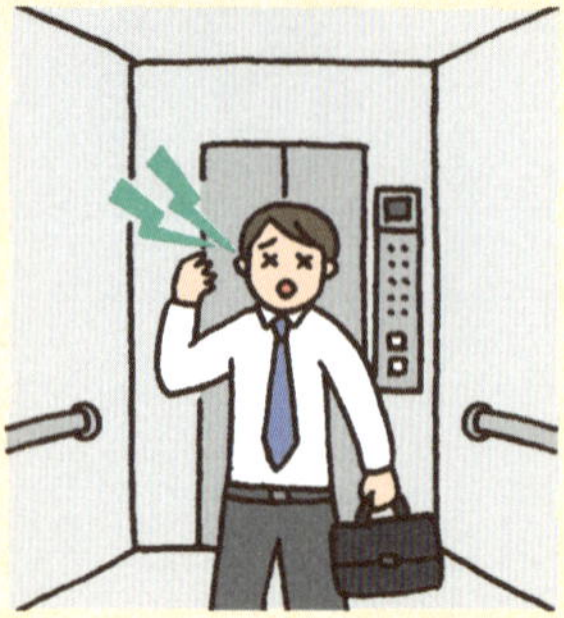

エレベーターに乗って耳がキーン

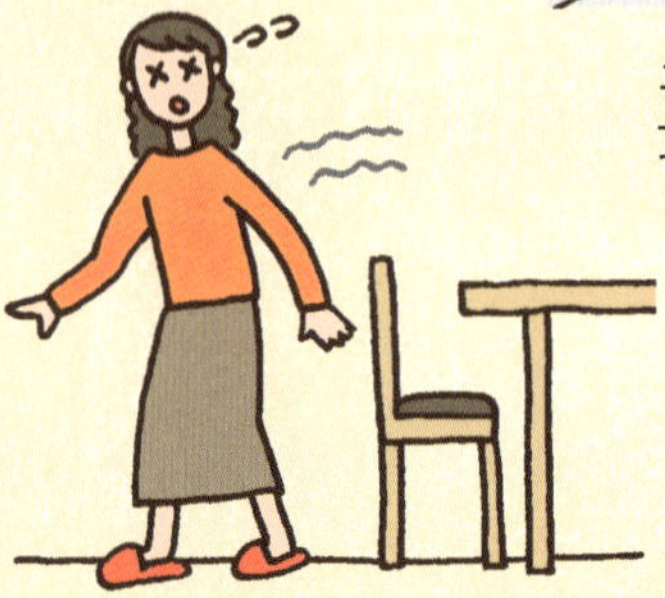

急に立ち上がったらフラフラ

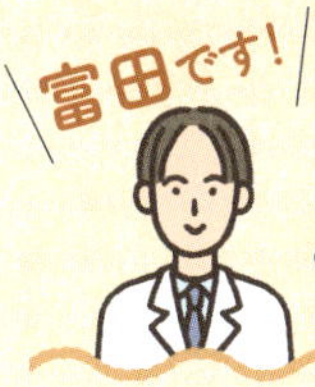

ここに気をつけたい！

あって日常生活に支障をきたしている場合は治療が必要ですし、めまいや耳鳴りがくり返し起こったり、ほかの症状も同時に起こっている場合は、重篤な病気のサインである可能性があります。

特に激しいめまいや耳鳴りがあるときや、吐き気などの症状も併発しているときは、すぐに病院に行くようにしましょう。

また、耳鳴りやめまいは高齢者に多いものだと思われがちですが、若くても症状が出ることはあります。若いから大丈夫、と放っておいたために治癒が難しくなることがあります。気になる症状があるときは、すみやかに受診してください。

こんな耳鳴り・めまいは要注意

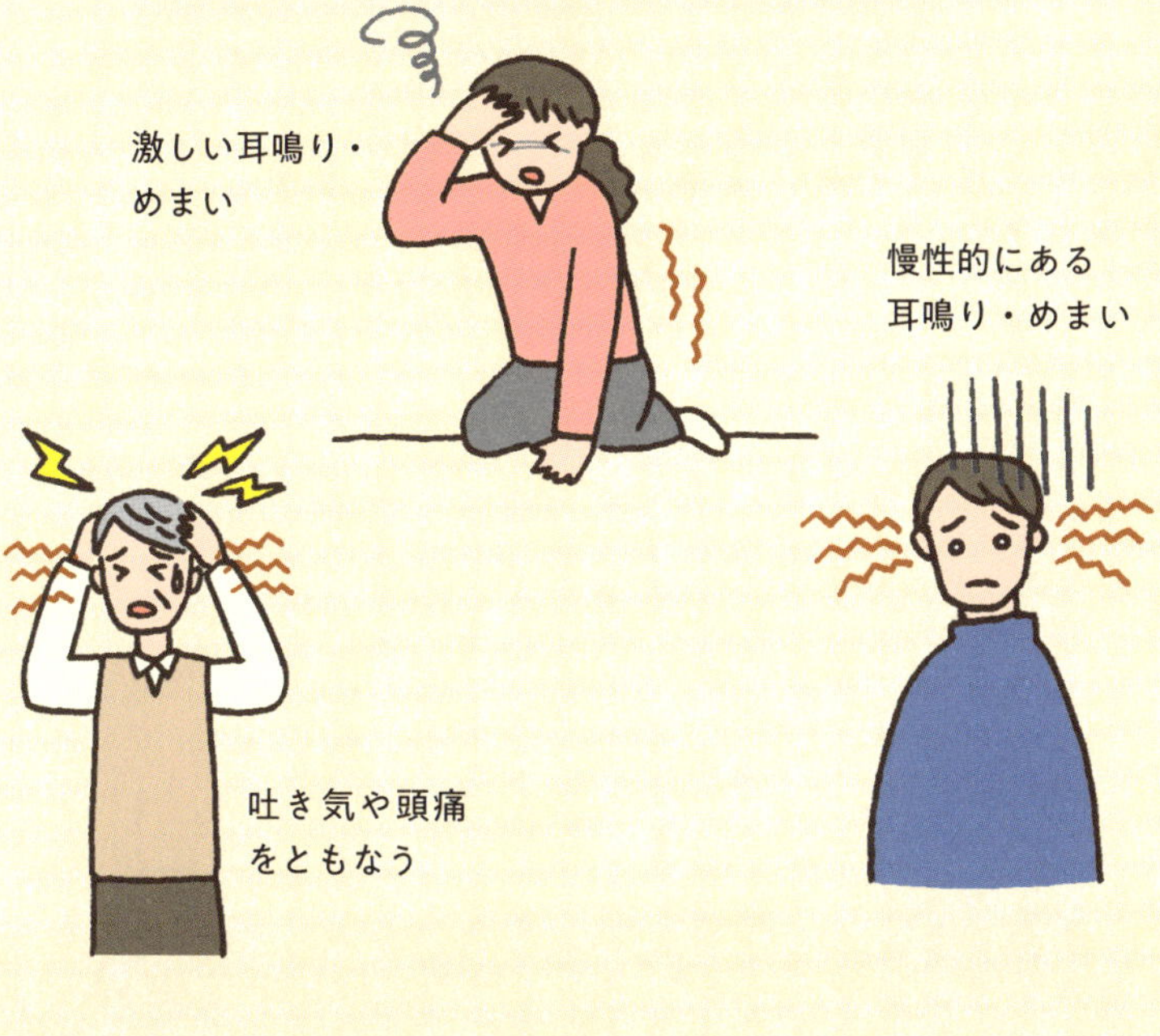

の原因はさまざまです

耳鳴り・めまいが起こる原因で最も多いのは耳になんらかの障害があることですが、それ以外にも脳の病気や持病、ストレスなどが影響していることがあります。

脳

急激なめまいに襲われたとき、脳に異変がある場合があります。しびれやマヒ、吐き気などをともなうことがあります。耳鳴りの症状は軽度か、ない場合も。

その他

血糖値の急激な上昇や、精神的なストレス、自律神経の乱れ、更年期症状などでも耳鳴り・めまいが現れます。

耳

耳には、聴覚や平衡覚にかかわる神経があるため、ここに異変があると、耳鳴りやめまいを引き起こすことがあります。

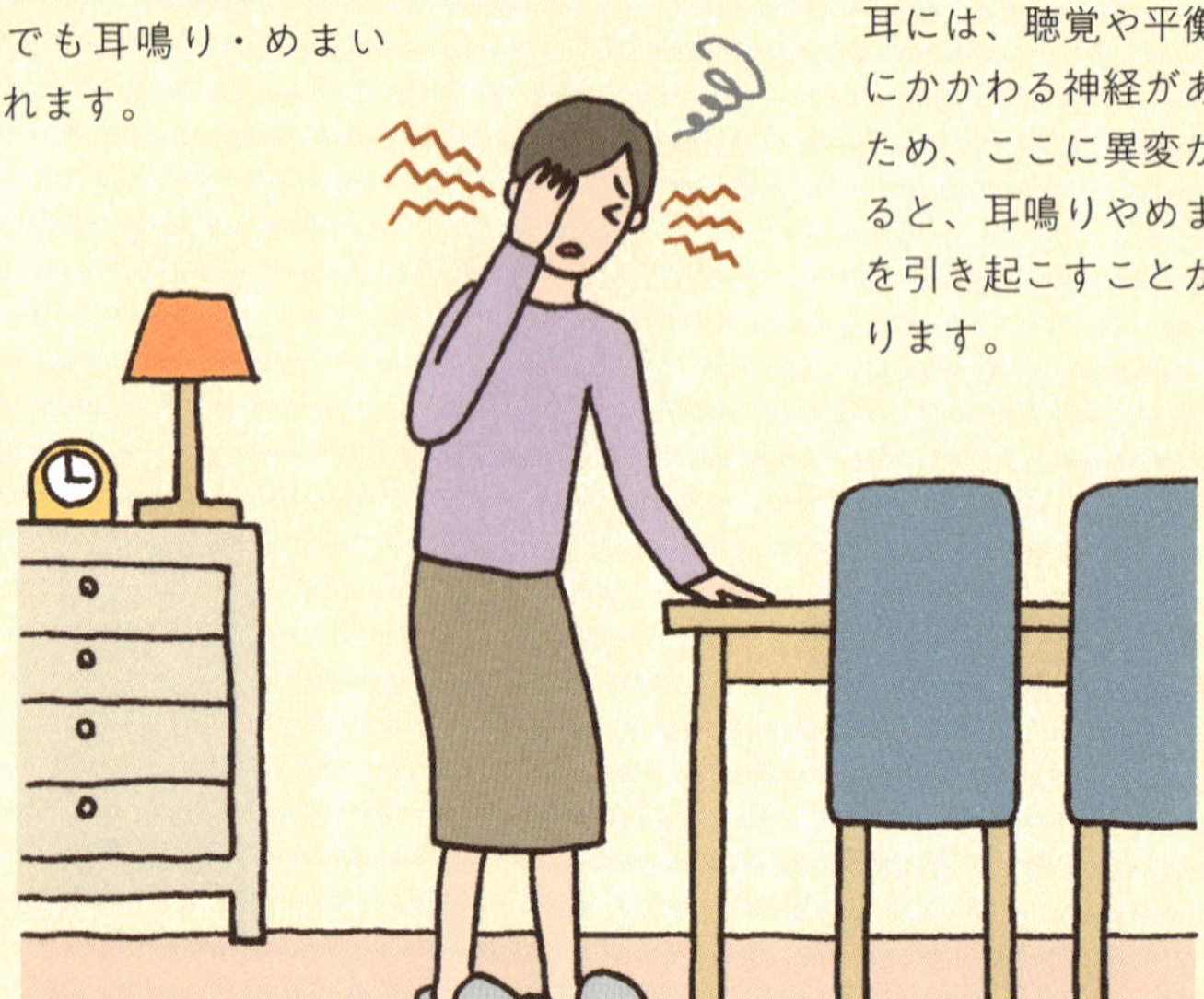

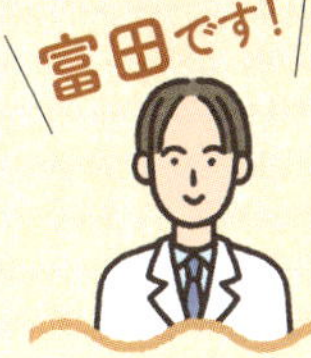

耳鳴り・めまい

耳鳴り・めまいを起こす病気

- 突発性難聴《とっぱつせいなんちょう》
- 騒音性難聴《そうおんせいなんちょう》
- 音響外傷《おんきょうがいしょう》
- 加齢性難聴《かれいせいなんちょう》
- 急性低音障害型感音難聴《きゅうせいていおんしょうがいがたかんおんなんちょう》
- 耳垢栓塞《じこうせんそく》
- 外耳道炎《がいじどうえん》
- 耳管開放症《じかんかいほうしょう》
- メニエール病
- 良性発作性頭位《りょうせいほっさせいとうい》めまい症《しょう》
- 末梢前庭障害《まっしょうぜんていしょうがい》
- 起立性低血圧《きりつせいていけつあつ》
- 椎骨脳底動脈循環不全《ついこつのうていどうみゃくじゅんかんふぜん》
- 前庭性片頭痛《ぜんていせいへんずつう》
- 慢性めまい
- 自律神経失調症《じりつしんけいしっちょうしょう》
- うつ病
- 更年期障害《こうねんきしょうがい》
- 薬の副作用
- 脳梗塞《のうこうそく》 など

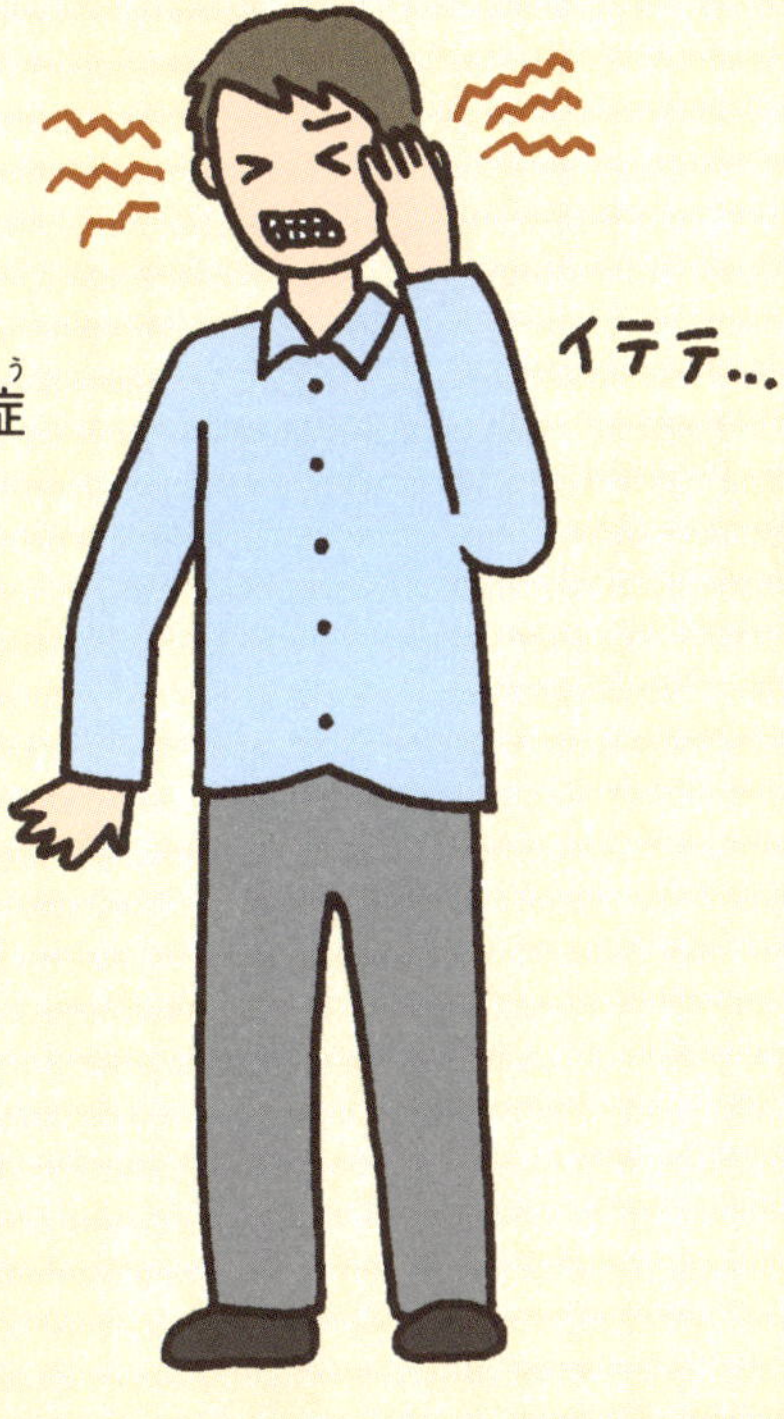

チェックしましょう！

耳鳴りの症状が現れたときの**状況や聞こえる音は、耳鳴りの原因を突き止めるための大切な情報**です。どんなときに起こったか、どれぐらい続いたか、今も続いているかなど、できるかぎりくわしく思い出してみましょう。

耳鳴りの音は、聞こえ方がいくつかあります。「キーン」「ピー」など電子音や金属音のような高音が聞こえるのは「高音性耳鳴り」、「ゴー」「ブーン」などモーター音のような低音が聞こえるのが「低音性耳鳴り」です。1つの音だけが聞こえるもの（純音性耳鳴り）、複数の音が混ざって聞こえるもの（雑音性耳鳴り）もあります。

耳鳴りはどんなときに現れた？

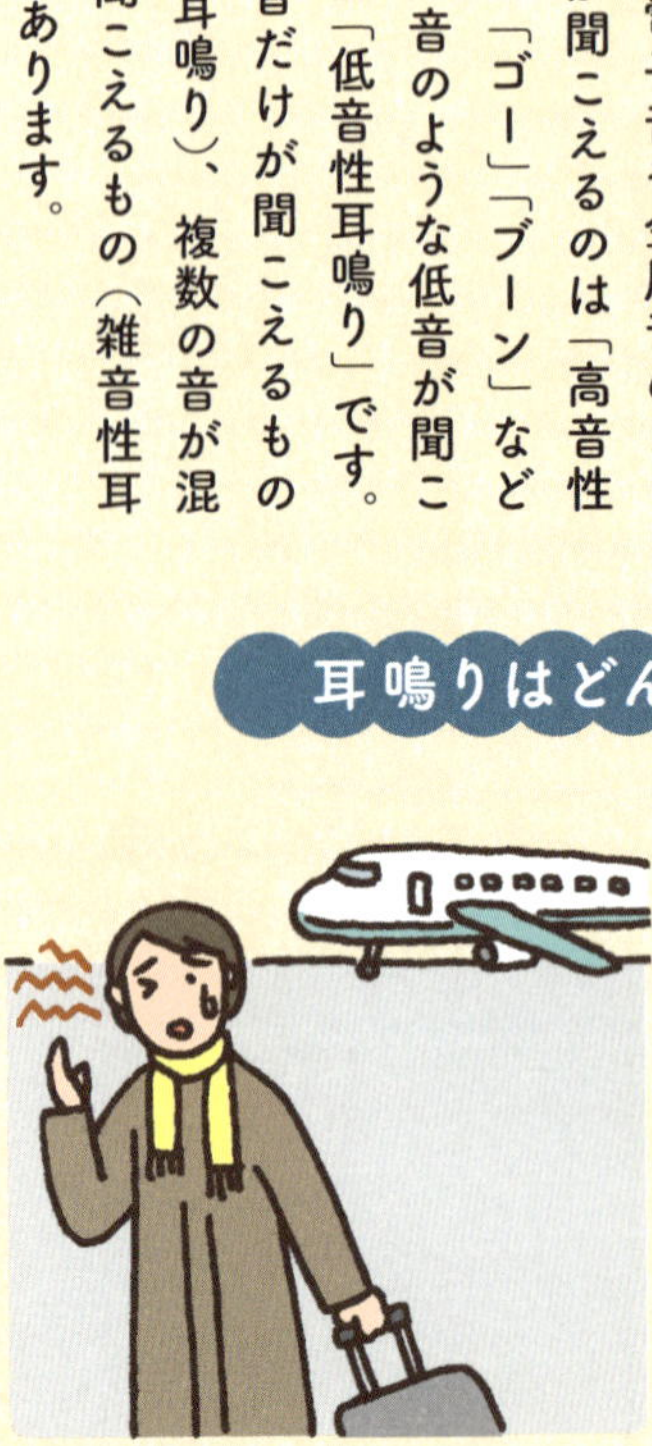

きっかけがあった
（飛行機に乗ったときなど）

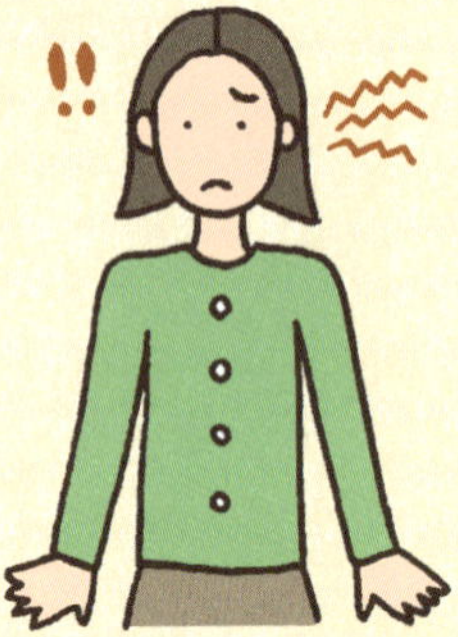

前触れはない

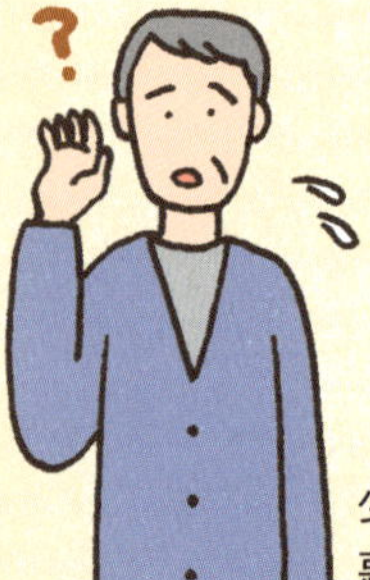

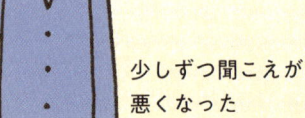

少しずつ聞こえが
悪くなった

富田です!

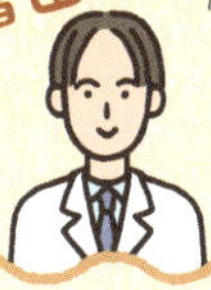

耳鳴りのタイプを

また「ドクンドクン」「トクットクッ」という音が聞こえる「拍動性耳鳴り」や、自分の声が響いて聞こえるタイプもあります。

耳鳴りの種類で原因が特定できるわけではありませんが、病気を診断、治療するうえではとても参考になります。

どんな音がする？

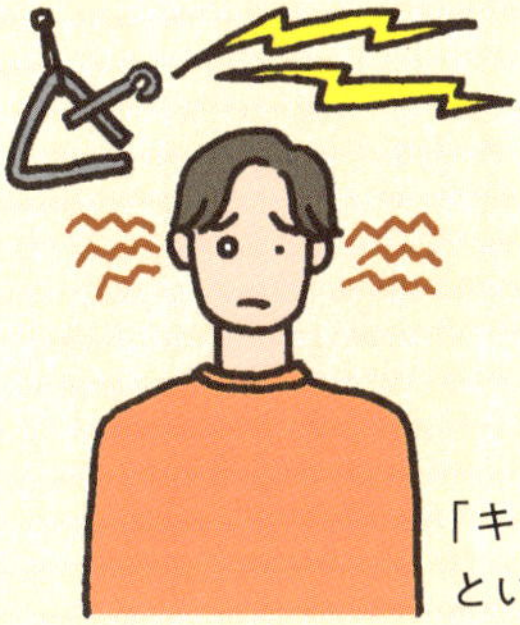

「キーン」「ピー」
という高音

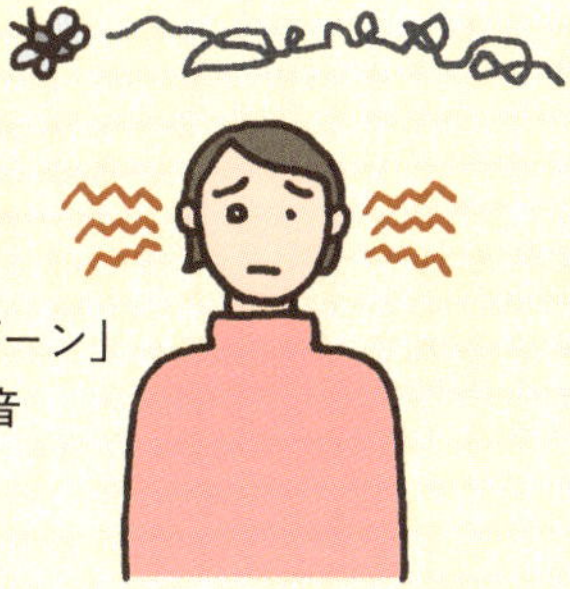

「ゴー」「ブーン」
という低音

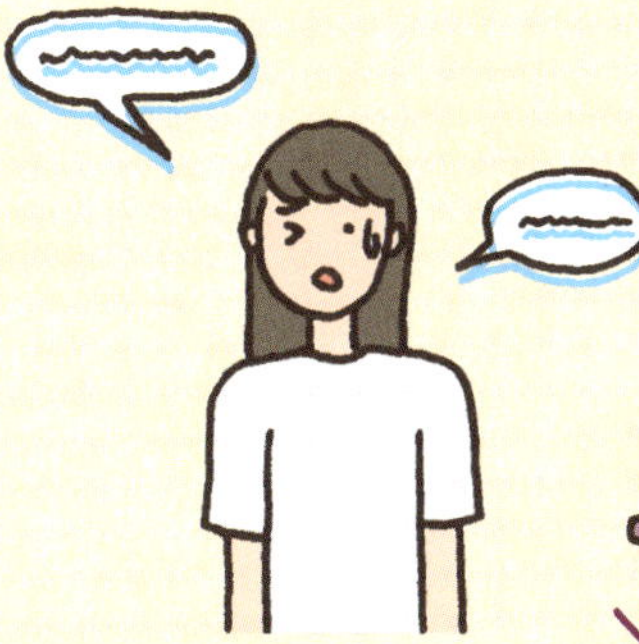

自分の声が響いて
聞こえる

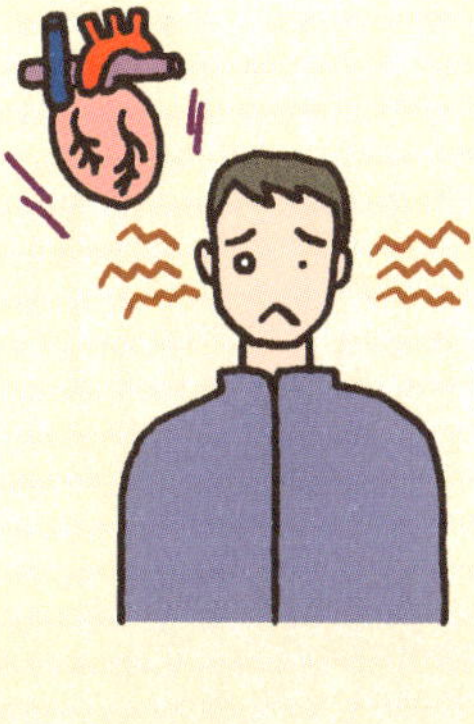

「ドクンドクン」
という拍動音

チェックしましょう！

めまいの原因をつきとめるためには、**何をしているときに、どんなめまいが起こるのかをチェック**することが大切です。

何をしているときか、には、寝返りをうったり、髪を洗ったりして頭を動かしたときに起こるもの、急に立ち上がったときに起こるもの、一定時間立っているときに起こるものなどがあります。

どんなめまいか、には**「回転性めまい」**と**「非回転性めまい」**があります。「回転性」とは、周囲がぐるぐる回っているように感じるめまいのことです。

「非回転性」には、いくつか種類があります。代表的なのは足元がフワフワ浮いているような

回転性めまい

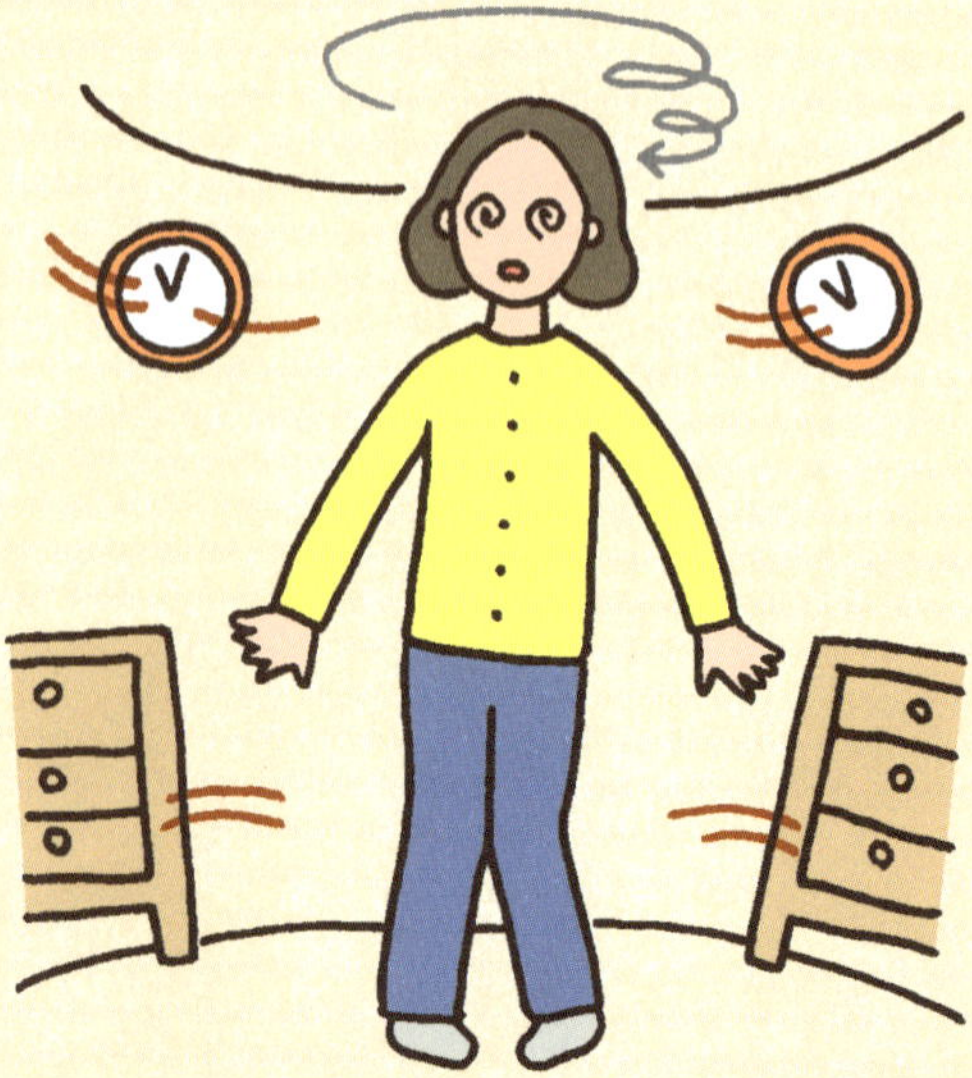

目が回っているような感覚。グルグル

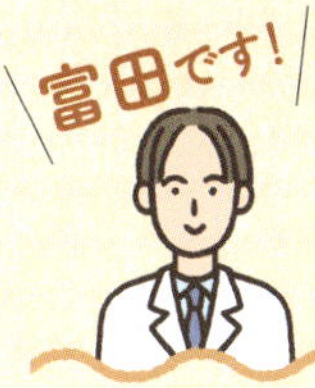

めまいのタイプを

感覚のある「浮動性めまい」で、まっすぐ歩けなくなったりします。もうひとつは体がグラグラゆれているように感じる「動揺性めまい」です。また、立ちくらみや目の前がパッと暗くなるのも、非回転性のめまいの一種です。

「回転性のめまい」は症状が激しく、「非回転性めまい」は比較的軽度のことが多いのですが、症状の強弱と病気の危険度、重症度はイコールではないため、くわしく検査をする必要があります。

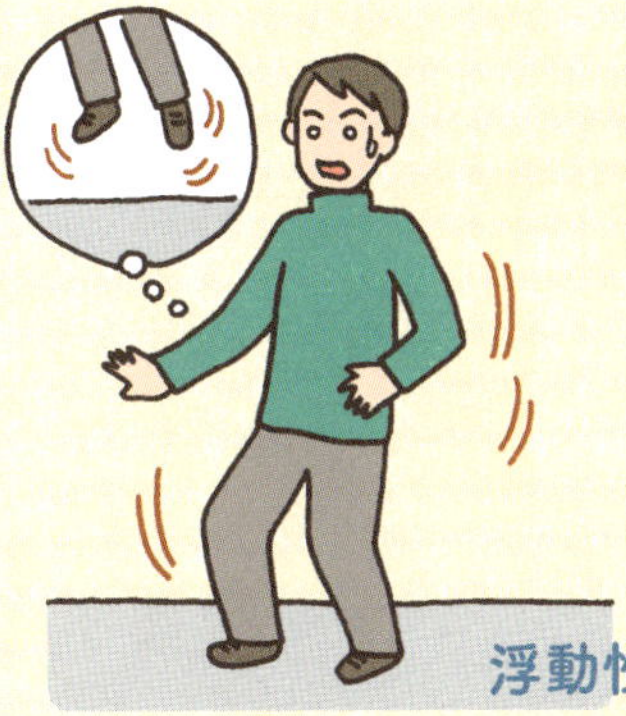

非回転性めまい

浮動性めまい

足元が浮いているような感覚。
フワフワ

動揺性めまい

自分がゆれているような
感覚。グラグラ

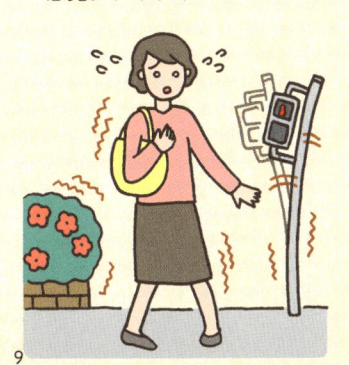

立ちくらみ

目の前が一瞬真っ暗になる。
平衡感覚が失われる

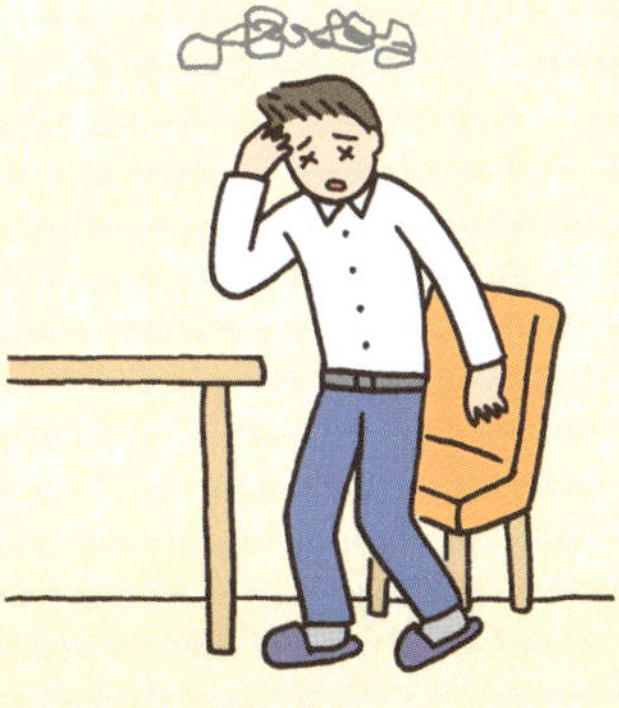

知るのがポイント！

耳鳴りやめまいの原因は、耳にあることがいちばん多いものです。そこで、耳のしくみについて解説します。

　耳は外に近いほうから「外耳《がいじ》」「中耳《ちゅうじ》」「内耳《ないじ》」にわかれています。音は、空気の振動として耳介《じかい》（一般的な「耳」の部分）で集められ、外耳を通って中耳にある鼓膜に伝わります。鼓膜《こまく》の振動が同じく中耳にある耳小《じしょう》骨《こつ》で増幅されて内耳へと運ばれ、内耳の蝸牛《かぎゅう》によってを電気信号に変えられ、「聴覚路《ちょうかくろ》」を通して脳に伝えられます。ここで初めて「音が聞こえる」のです。

　しかし、耳鳴りの多くはこのしくみで生じていません。耳鳴りは外の音が聞こえているので

耳のしくみ

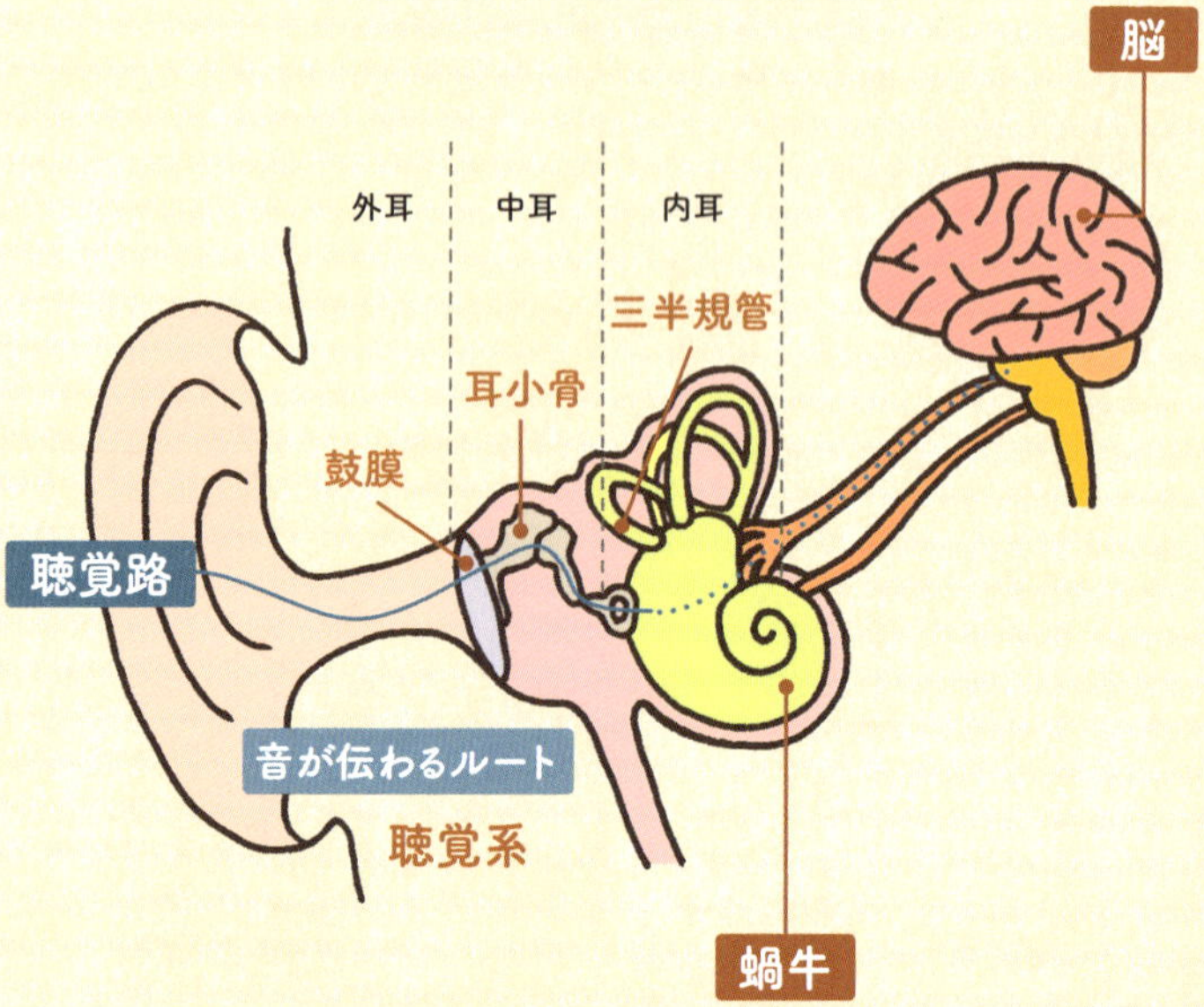

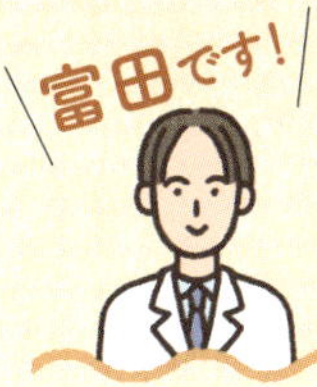

耳のしくみを

はなく、脳によって引き起こされているものなのです。耳になんらかの問題があって、音の信号が脳に伝わらないと、脳は不足している音を補おうとします。聞こえが悪い部分を強調するため、その音が増幅されて耳鳴りとなるのです。

聴覚系のトラブルは耳鳴りの原因

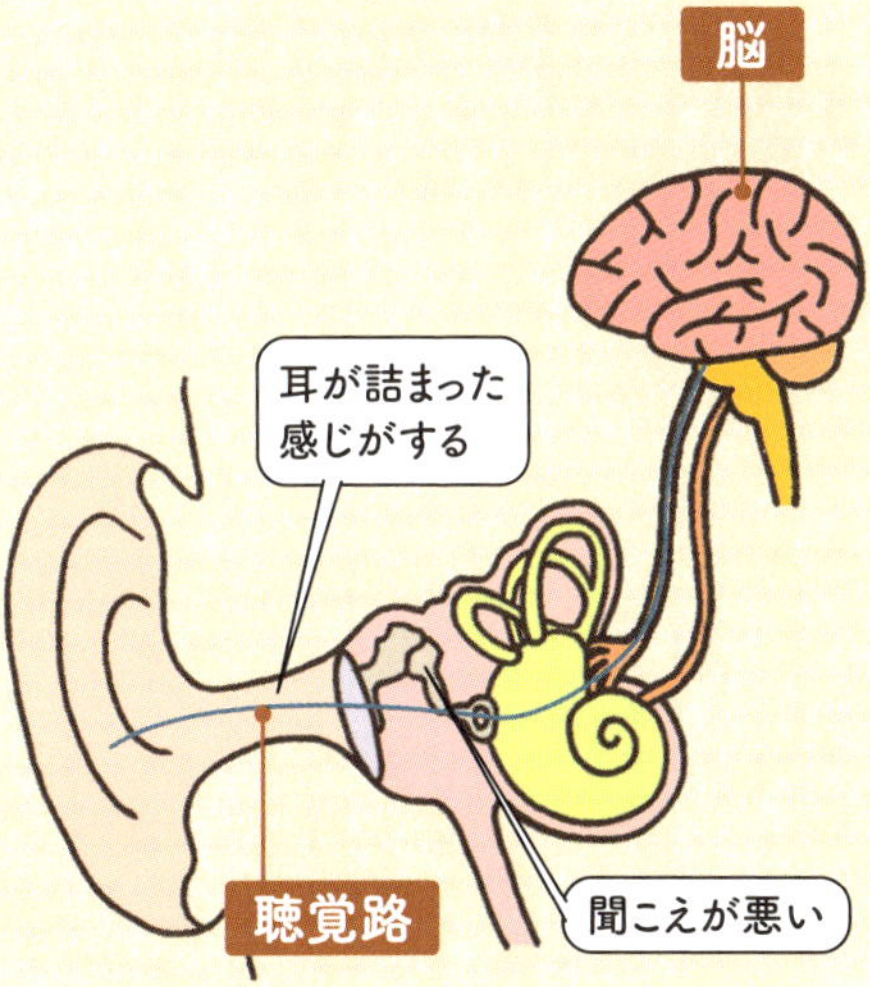

音を聞くルートになんらかのトラブルがあると難聴になり、耳鳴りが発生する

難聴の2タイプ

伝音難聴《でんおんなんちょう》

外から入った音を伝える器官＝中耳でよく起こる。中耳炎など鼓膜や耳小骨に問題があると発生する。

感音難聴《かんおんなんちょう》

音を感じる器官＝内耳や神経、脳に障害が起こると生じる。原因がわからないことが多い。

フラフラ、フワフワ、グラグラ…これらはめまいの症状を表すときに、よく用いられる表現です。めまいは、私たちの平衡感覚が失われたときに起こります。ふだん、イスからスクッと立てたり、まっすぐ歩けたりするのは、体に平衡感覚があるからです。

めまいの発生には、耳の奥にある「内耳」が深く関係しています。内耳にあって平衡感覚を司る「三半規管《さんはんきかん》」と、体の傾きなどを察知する働きがある「耳《じ》石器《せきき》」は、迷路のような形状をしているため「前庭迷路」と呼ばれています。この前庭迷路で集められた情報が、脳へと伝わり、体のバランスを保っているのです。

耳石器の中の膜の表面には、微細な炭酸カルシウムの結晶である「耳石《じせき》」が無数についています。耳石は重力による体の傾きをすぐさま察知して、体が問題なく動けるように働きます。

また、三半規管は、体の回転運動を感じる器官です。私たちが動いたときの頭のスピードや角度、方向などを察知して、適切に動けるように働きます。

これらの器官に問題が起こると、めまいが生じてしまうのです。このような平衡感覚を保つ器官が原因のものを「末梢性《まっしょうせい》めまい」といいます。そのほか、脳に原因があるものは「中枢性《ちゅうすうせい》めまい」と呼ばれます。

平衡感覚を司る器官のトラブルはめまいの原因

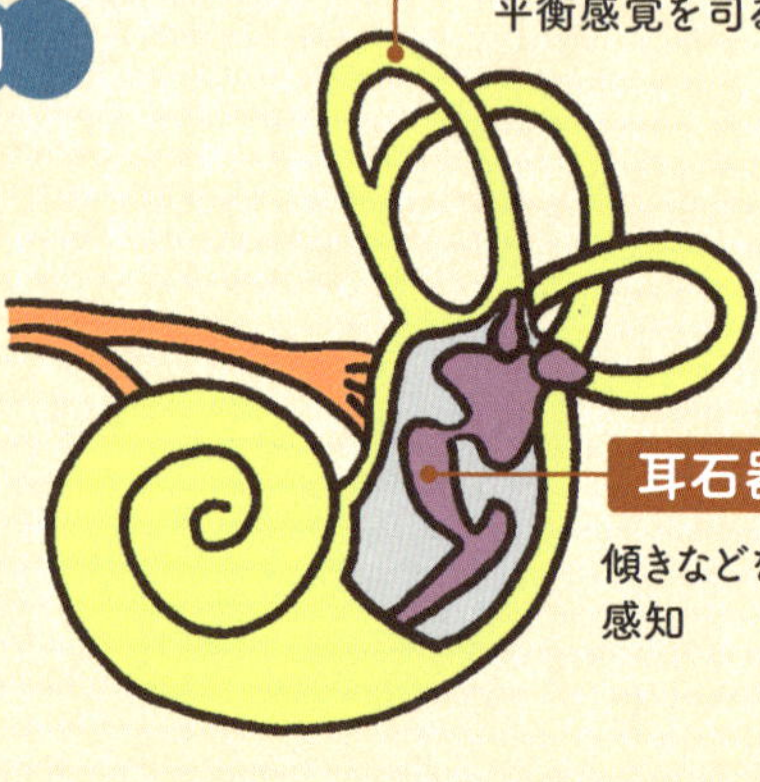

三半規管や耳石器に障害が起こると、バランス感覚がとれなくなり、めまいが起こる

末梢性めまいと中枢性めまい

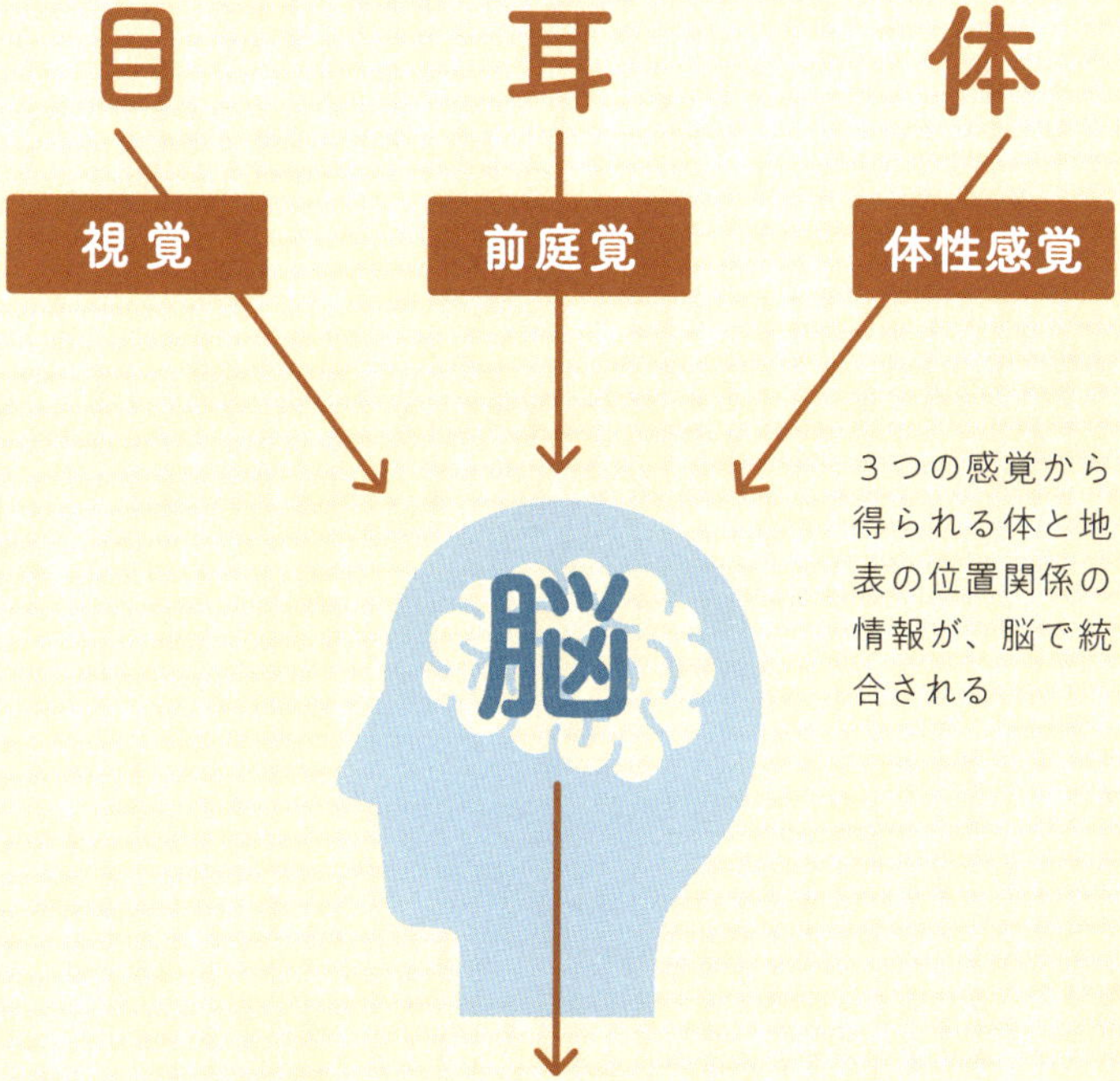

目・体・筋肉

脳からの指令で、目や体の動きが決まり、
筋肉を制御して姿勢をととのえる

末梢性めまい

耳に障害があると、脳に誤った情報を伝えてしまい、めまいが起こる。

中枢性めまい

脳に障害があると、情報の統合や指示ができなくなって、めまいが起こる。

あなたの耳鳴りで疑われる病気を
チェックしましょう。

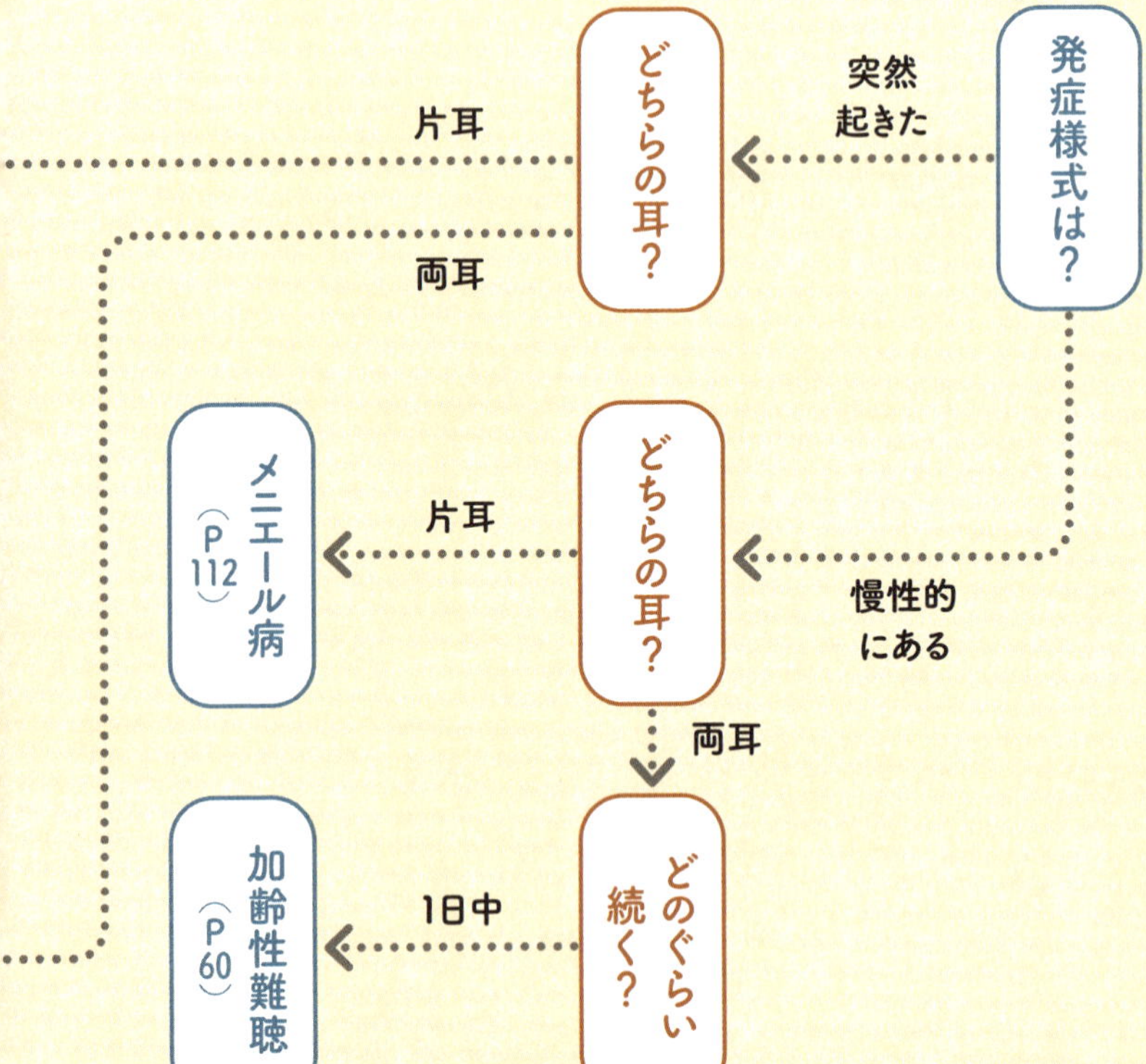

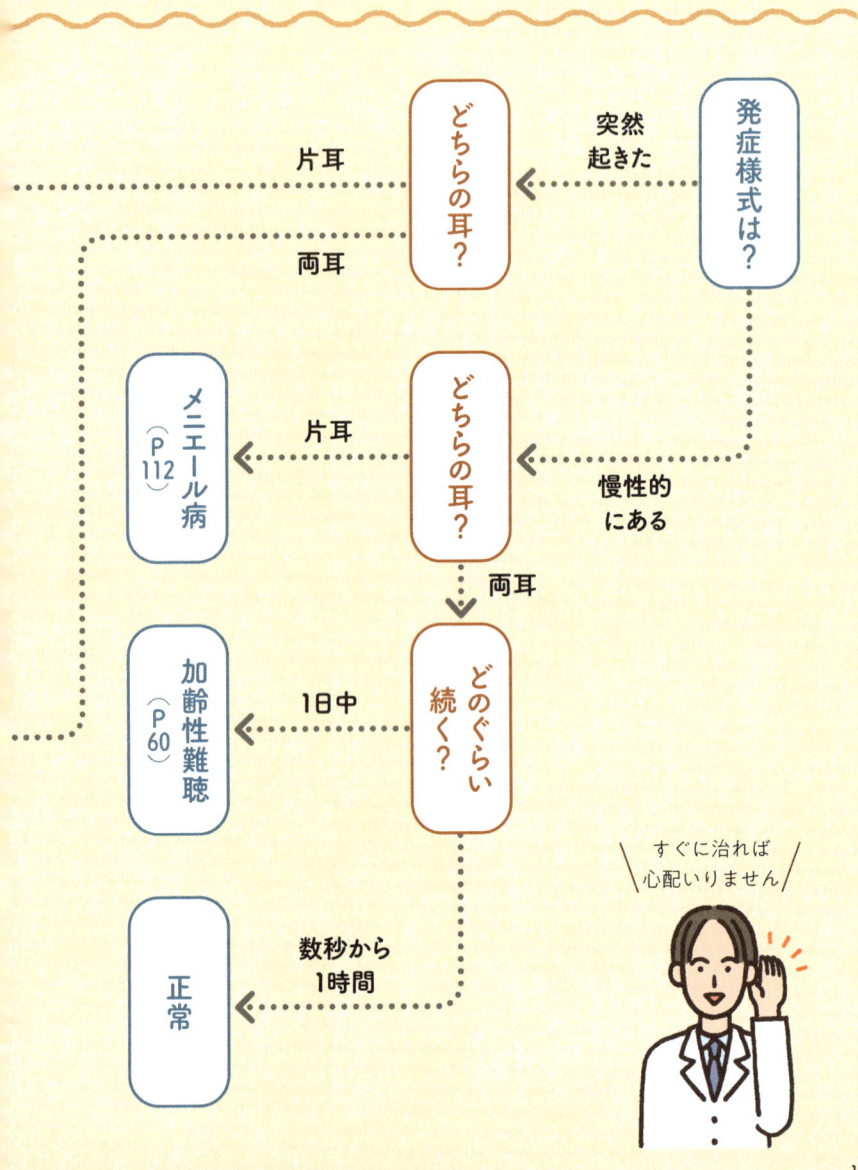

富田です！

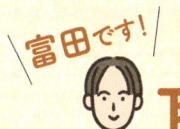

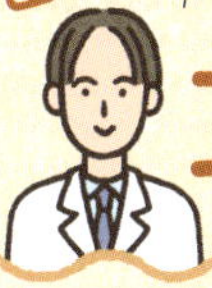

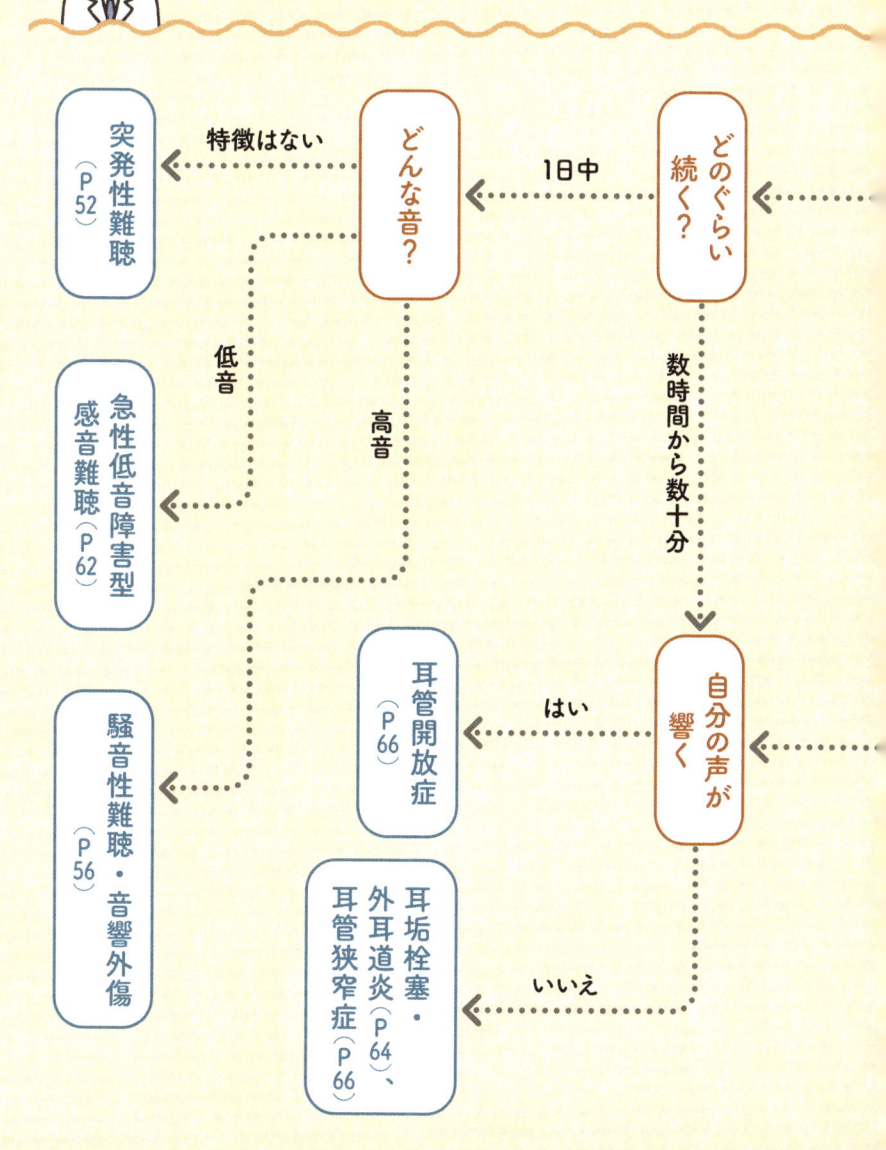

耳鳴りのセルフチェック

- どのぐらい続く？
  - 1日中 → どんな音？
    - 特徴はない → 突発性難聴（P52）
    - 低音 → 急性低音障害型感音難聴（P62）
    - 高音 → 騒音性難聴・音響外傷（P56）
  - 数時間から数十分 → 自分の声が響く
    - はい → 耳管開放症（P66）
    - いいえ → 耳垢栓塞・外耳道炎（P64）、耳管狭窄症（P66）

あなたのめまいで疑われる病気をチェックしましょう。

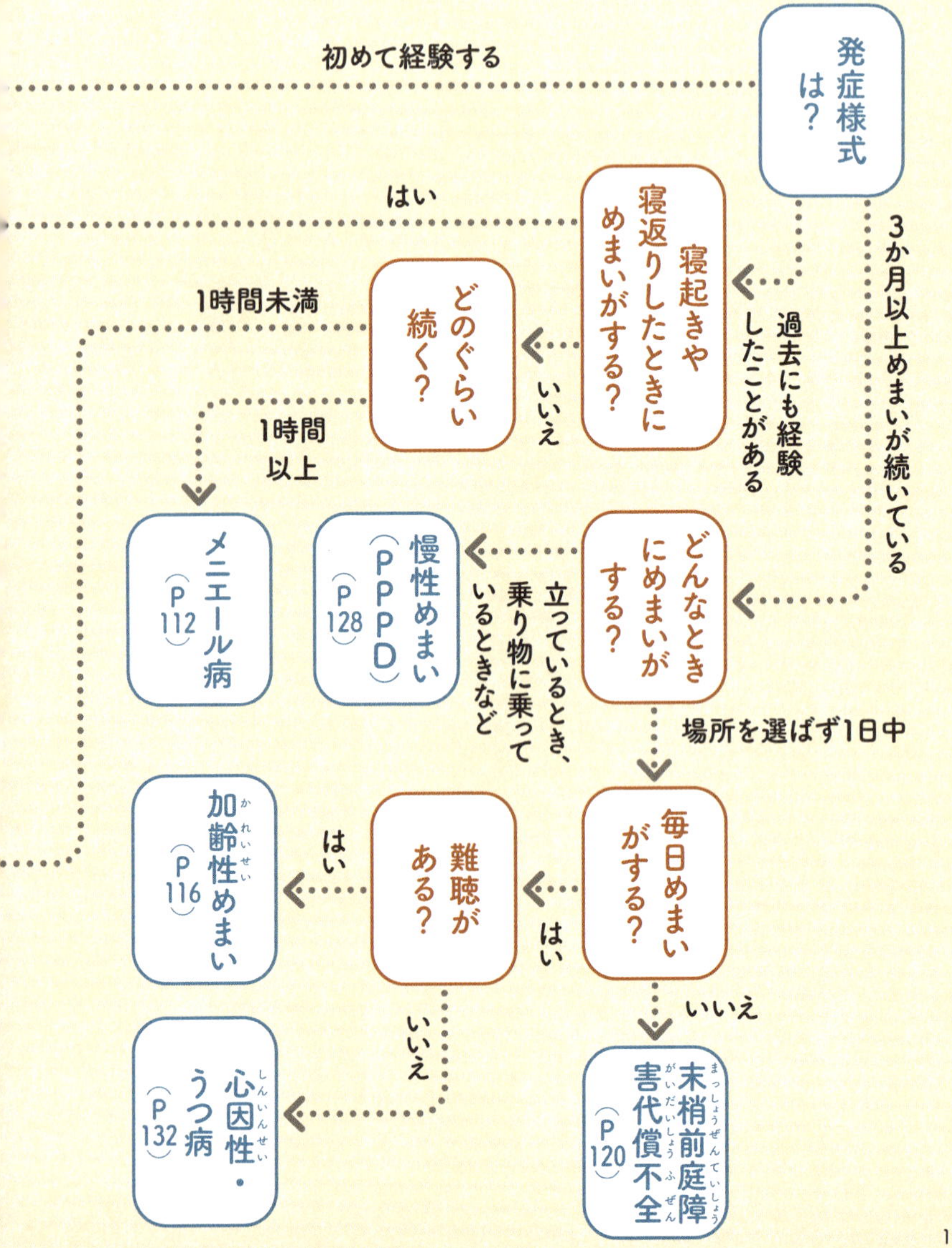
発症様式は？
初めて経験する
3か月以上めまいが続いている
過去にも経験したことがある
寝起きや寝返りしたときにめまいがする？
はい
いいえ
どのぐらい続く？
1時間未満
1時間以上
メニエール病（P112）
どんなときにめまいがする？
立っているとき、乗り物に乗っているときなど
慢性めまい（PPPD）（P128）
場所を選ばず1日中
毎日めまいがする？
はい
難聴がある？
はい
加齢性《かれいせい》めまい（P116）
いいえ
心因性《しんいんせい》・うつ病（P132）
いいえ
末梢前庭障害《まっしょうぜんていしょうがい》代償不全《だいしょうふぜん》（P120）

富田です！

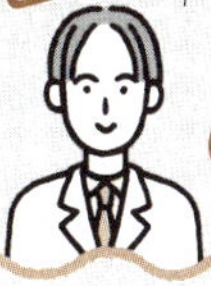

めまいのセルフチェック

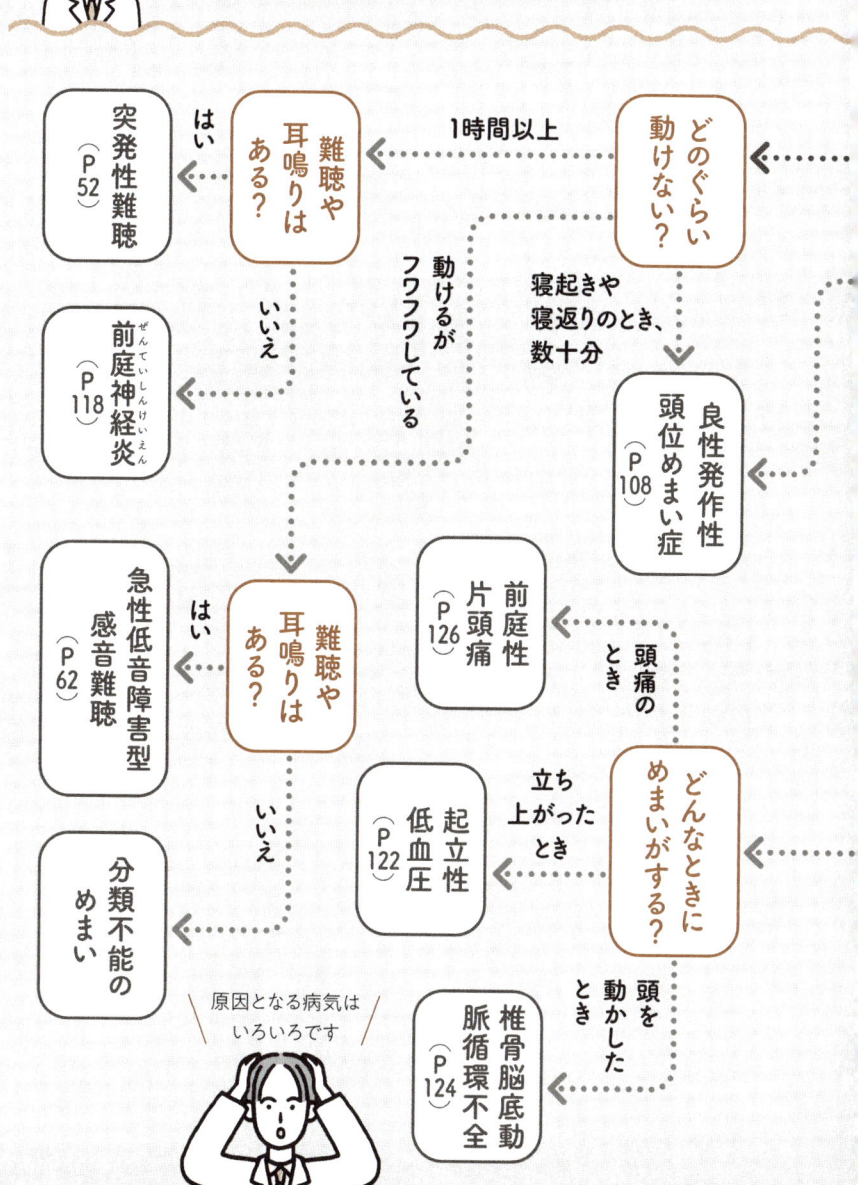

どのぐらい動けない？

- 1時間以上 → 難聴や耳鳴りはある？
  - はい → 突発性難聴（P52）
  - いいえ → 前《ぜん》庭《てい》神《しん》経《けい》炎《えん》（P118）
- 寝起きや寝返りのとき、数十分 → 良性発作性頭位めまい症（P108）
- 動けるがフワフワしている → 難聴や耳鳴りはある？
  - はい → 急性低音障害型感音難聴（P62）
  - いいえ → 分類不能のめまい

どんなときにめまいがする？

- 頭痛のとき → 前庭性片頭痛（P126）
- 立ち上がったとき → 起立性低血圧（P122）
- 頭を動かしたとき → 椎骨脳底動脈循環不全（P124）

原因となる病気はいろいろです

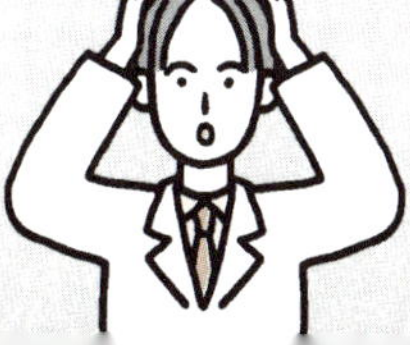

はじめに

本書を手に取っていただきありがとうございます。

YouTubeで「みみ、はな、のど、めまいの医療情報」を発信している耳鼻科専門医の富田です。私のYouTubeチャンネル『耳鼻科医富田のいいみみCh』の視聴者の皆様からは、「わかりやすい。」、「病気の不安が解消された。」、「内容を実践したら症状が楽になった。」といった、嬉しい感想をたくさん頂いております。

それらの動画の中から、特にコメントの多い「耳鳴り」と「めまい」について、動画の内容をまとめたのがこの本です。
①専門用語は使わず、できるだけ簡単な言葉で説明する。
②不安を煽るような情報は避け、安易な病院受診は勧めない。
③ご自身で症状を改善できるよう、セルフケアや市販薬の情報を中心にする。
これらの3つは、私がYouTubeで動画を作る際に、大切にしていることです。こ

の本も同じコンセプトで作っております。

「耳鳴りやめまいがして病院に行ったけれど、年のせい、疲れのせいと言われて終わり。結局、原因や対処法がわからず不安……」このような方にこそ、この本を読んで欲しいと思います。

読み始めたら、まずすぐに病院受診が必要な状態か確認してください。あなたの耳鳴りやめまいが危険なもの、緊急性があるかどうかを判断しましょう。実際には急いで病院に受診すべき状況はそんなに多くはありません。危険でないとわかったら、ゆっくりと最後の章にまとめてあるセルフケアの部分をチェックしましょう。自分に当てはまる病気に対して、自分でできることを選んで、色々と試してみてください。

そうすれば、あなたの耳鳴りとめまいの不安が必ず解消されていくはずです。最終的にあなたが笑顔で暮らせるようになると私は確信しています。

富田雅彦

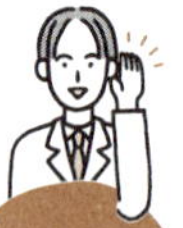

第1章

Contents

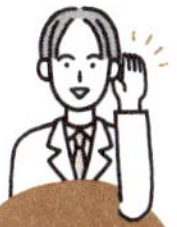

column

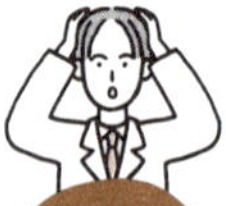

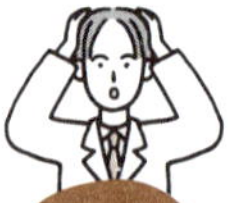

Contents

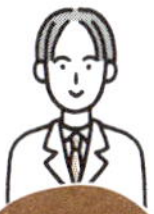

第5章 耳鳴り・めまいをセルフケアで改善 139

STAFF
カバーデザイン／林 陽子（Sparrow Design）
本文デザイン／林 陽子・尾形 忍（Sparrow Design）
イラスト／楠木雪野
編集／糸井千晶（cocon）
協力／菅原嘉子
校正／向後真理

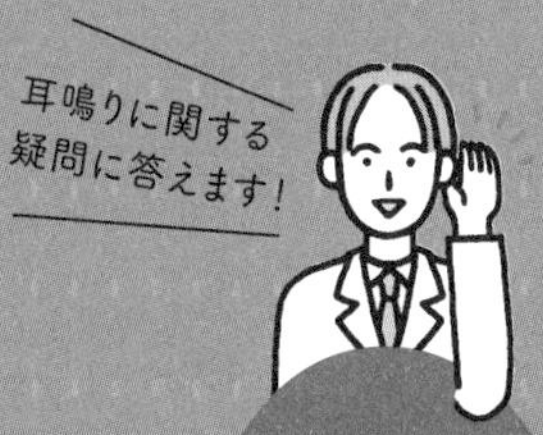

第1章

耳鳴りのことを知る Q＆A

耳鳴り

Q1 病院に行ったほうがいい耳鳴りを見分ける方法はありますか？

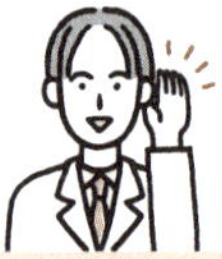

A

耳鳴り以外に症状があるかどうかが、受診を決めるポイントです。気になる症状があれば、すぐに受診しましょう。

どこも悪いところがない健康な人でも、耳鳴りがすることがあります。すぐに治まる耳鳴りの場合は、受診しなくてもよいことがあります。医療機関を受診すべきかどうかの第一の決め手となるのは、**「耳鳴り以外の症状があるかどうか」**です。

気をつけたいのは、**命の危険をともなう病気が引き起こす耳鳴り**です。たとえば脳梗塞や脳出血では、耳鳴りや難聴、めまいなど、まるで耳の病気であるかのような症状を引き起こすことがあります。これらの症状のほかに、**視力低下や唇のしびれ、舌のもつれ、手足のしびれ**

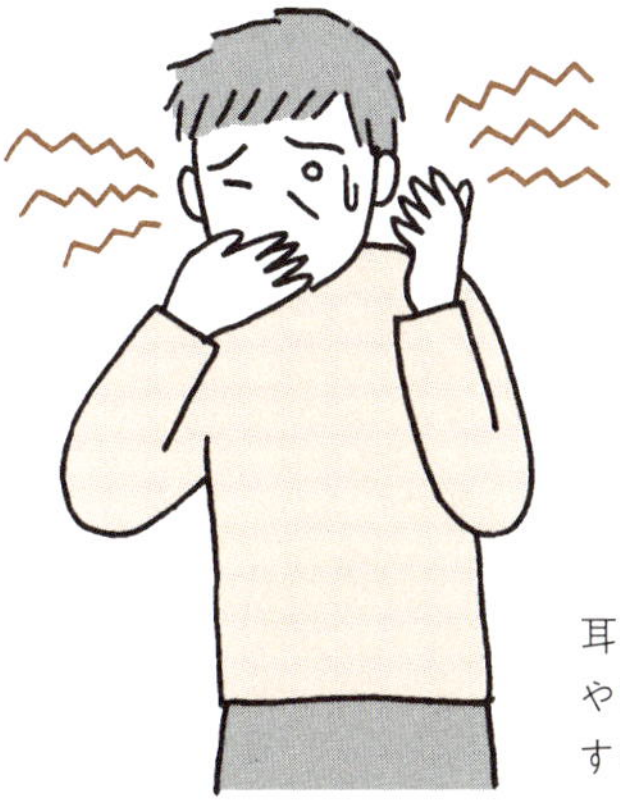

耳鳴り以外に吐き気やしびれがあるときは、すぐに病院へ。

などがあり、激しい頭痛が生じている場合には、脳の疾患である可能性が高いため、すぐさま救急車を呼ぶようにしましょう。

耳鳴りに似ている症状に、「頭鳴《ずな》り（頭鳴《ずめい》）」があります。これは耳で音が聞こえる耳鳴りとは異なり、頭頂部や後頭部から「キンキン」「サー」といった音が響く症状で、脳腫瘍が原因になっていることがあります。また、脳腫瘍のひとつである「聴神経腫瘍《ちょうしんけいしゅよう》（前庭神経鞘腫《ぜんていしんけいしょうしゅ》）」は脳にある前庭神経を包む細胞に生じる病気で、初期の代表的な症状として、片耳の聞こえの悪さやめまいが起こります。これらを放置すると、命の危険をもたらすこともあるため、少しでも気になる症状があれば、早めに医療機関を受診することをおすすめします。

Q2 耳鳴りがあると難聴になっていると聞いたのですが、自覚がありません。

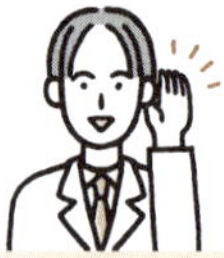

A

自覚がなかったとしても、耳鳴りのある患者さんは、高い音の聞こえが悪い「高音難聴」も生じていることがほとんどです。

常に**耳鳴りがある人は、何かしらの難聴も生じていることがほとんど**です。実際、耳鳴りのある患者さんを検査してみると、高い音が聞こえていない「高音難聴」が大部分の人に見られます。

では、耳鳴りと難聴にはどのようなかかわりがあるのかをご説明しましょう。

耳鳴りは、「他覚的耳鳴り」と「自覚的耳鳴り」に大きく分けられます。**他覚的耳鳴りは、呼吸にともなって動く鼓膜の音など、体内で発生する音を感知することによって生じます**。つまり、体内に何らかの音源があるのが特徴ですので、診察や検査で音源となっているもの・部分を見つけられれば、治療は比較的しやすくなります。

一方の**自覚的耳鳴りは、体内に音源は存在せず、その人にしか聞こえません**。以前は原因不明とされてきた耳鳴りのタイプでしたが、最近の研究では難聴とかかわりが深いことがわかってきました。

私たちが音を聞くときは、外部の音の振動が鼓膜までの外耳と中耳に伝わり、内耳で電気信号に変換され、聴神経によって脳に伝えられます。このしくみのなかで、内耳の細胞が病気や加齢などでうまく働かなくなると、聞こえが悪くなります。これが大部分の難聴の原因です。

難聴になると、脳が音の不足に気づき、音を拾おうとして脳の機能を活発化させてしまいます。すると、本来は聞こえる必要のない音まで聞こえるようになり、自覚的耳鳴りとなります。耳鳴りがあると、「耳鳴りのせいで聞こえにくい」と感じるかもしれませんが、じつは「聞こえにくいせいで耳鳴りがしている」のです。

Q3 耳鳴りは脳が引き起こしているというのは本当ですか?

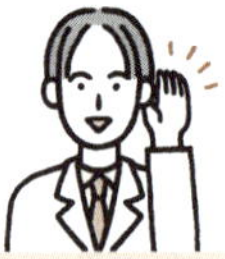

A 本当です。聞こえにくさによって脳の音を感知する部分が過剰反応し、本来聞く必要のない音である耳鳴りを起こしています。

耳鳴りの多くは、音源がないにもかかわらず、その人の耳や頭の中で音が聞こえる自覚的耳鳴り(28ページ)です。自覚的耳鳴りについては、脳が鳴らしているものであることが近年の研究でわかってきました。

内耳にある音を感知する細胞(有毛細胞)は、ひとつひとつで担当する音の高さ(周波数)が決まっています。鼓膜に近いほうが高い周波数に、遠いほうが低い周波数に反応します。

高い周波数を担当する細胞は鼓膜近くにあることから、常に刺激され続けるために疲弊しやすく、病気や加

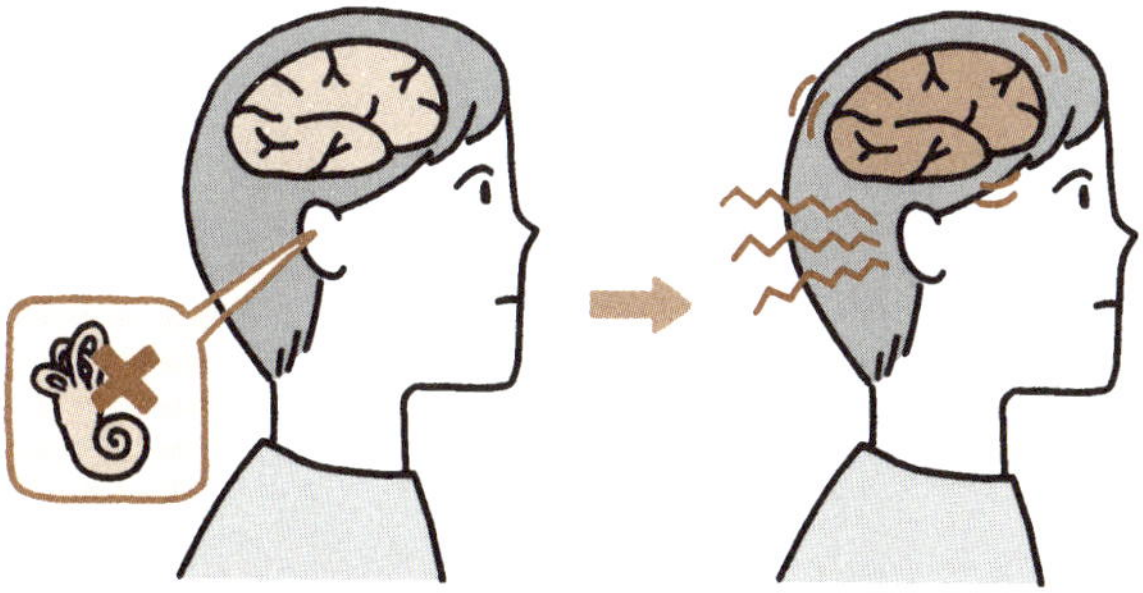

音を受け止める耳の細胞が壊れると、聞こえない音を補おうとして脳が活性化するため、耳鳴りになる。

齢の際には真っ先に壊れてしまい、高い音の電気信号が脳に届かなくなります。すると、**脳は高い音の電気信号をなんとか受け止めようとして、音を感知する大脳聴覚野の高音部分の活動を増進させます。**これにより、本来は聞こえる必要のないキーンといった高音が聞こえるようになり、耳鳴りが生じるのです。

ちなみに、静かな寝室で寝る前にキーンと耳鳴りを感じたことはありませんか？

これも脳のしくみによって発生しています。音を感知する大脳聴覚野は、静かな場所では本来活動しません。しかし、**大脳聴覚野の高音部分だけが活発になっていると、静かな場所でも高音を聞こうとして、耳鳴りを生じさせている**のです。

耳鳴り

Q4

耳鳴りの音や強さで病気がわかりますか？

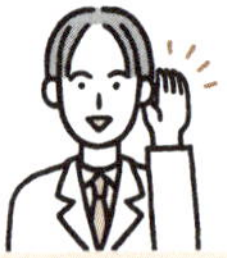

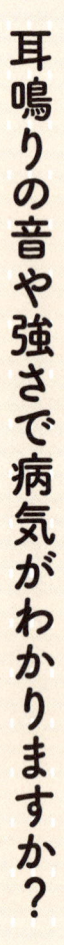

A

病気によって耳鳴りの音の種類や聞こえ方に特徴があるため、耳鼻咽喉科を受診すべきかどうかの目安になります。

ブーンというモーター音、もしくは換気扇の運転音のような低い音の耳鳴りは、低い音の難聴（低音難聴）の可能性があります。低音難聴は、急性低音障害型感音難聴（62ページ）やメニエール病（112ページ）の代表的な症状で、ほとんどが片耳で生じます。

反対に、**キーンという金属音のような音や、ピーという電子音のような音が聞こえる場合は、高い音に対しての難聴（高音難聴）が生じている**と考えられます。高音難聴が片耳で急に起こった場合は突発性難聴（52ページ）、両耳で半年以上聞こえる場合は加齢性難聴（60ページ）が疑われます。

ザー、ジージーといった、いくつもの音が混じった「雑音性耳鳴り」は、音の高低にかかわらず、全体的に聴力が落ちているのが原因で、**両耳で長く続いている場合は加齢性難聴**であると考えられます。

夜寝る前に、片方の耳を下にすると、ドクンドクンと音が聞こえるのは「拍動性耳鳴り」と呼ばれるものです。これは耳の奥にある血管の血流の音で、両耳よりも片耳の耳鳴りとして感じる方が多いのが特徴です。神経の高ぶりなどによって血液の流れが増えたり、動脈硬化で血流が渦を巻くようになったりした場合に発生します。なお、拍動性耳鳴りは、長時間続くものでなければまったく問題ありません。血流の乱れが解消されれば自然に治ります。

頭を振ったり、口を開けたりしたときに耳の中でガサガサ、ゴソゴソと聞こえるのは、髪の毛などの異物や耳垢が鼓膜に当たった音と考えられます。口を開けると耳の穴の前方が動くのにともない、内部の耳垢や異物も動いて音を発し、耳鳴りのように聞こえるのです。気になる場合は、耳鼻咽喉科で耳掃除をしてもらいましょう。

耳鳴り

Q5 耳鳴りについて、医師には何をどう伝えればいいのでしょうか。

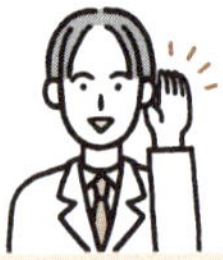

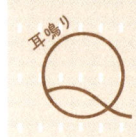

A

耳鳴りがいつから、どちらの耳で、どのくらいの大きさなのかを、自分で感じているまま伝えてください。

耳鳴りについて医師に伝えてほしいのは、患者さん自身が感じている主観的な情報です。

まず、耳鳴りについては、**「いつから」「どちら側の耳で」**発生しているのかを伝えましょう。耳鳴りは、**「急な症状か、継続的な症状なのか」**、そして**「発生しているのは両耳か片耳か」**という2つの情報が重要です。とくに急性で片耳のみの発生である場合には、突発性難聴（52ページ）などの病気が考えられるため、この2点は明確に伝えましょう。

また、感じている耳鳴りが**「どんな音」**で、**「どのく**

らいの大きさで聞こえるのか」についても伝えましょう。

耳鳴りはその人にしか聞こえない症状であることから、ほかの人にその様子を正しく伝えることは難しいものです。「キーン」や「ジー」といったわかりやすいものであれば、ある程度伝えやすいですが、雑音性耳鳴りのようにいくつもの音が混じっている場合には、表現に悩むこともあるでしょう。そこで、「電波の悪いラジオみたいな」「車のエンジン音に似ている」など、身のまわりの生活音のなかで似ている音を探し、伝えるようにしてみてください。

音の大きさに関しても、「肩をすくめたくなるほど」「まわりの音が聞こえないぐらい」などと、感じていることをそのまま伝えましょう。

耳鳴りには、疲労やストレスなどがかかわっていることが少なくありません。**生活の変化や仕事、睡眠の状態**についても、隠すことなくそのまま伝えてください。

なお、ほかの病気で受診するのと同様に、**既往症やアレルギーの有無、飲酒・喫煙などについても医師に伝える必要がある**ため、受診前には前もって整理しておくといいでしょう。

Q6 耳鳴りについて、病院ではどんな検査をするのですか？

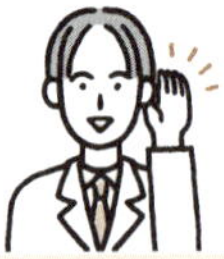

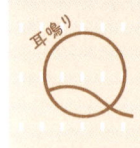

A 聞こえの状態や耳鳴りの状態、聞こえにかかわる機能の状態について、いくつかの検査を行います。

耳鳴りで医療機関を受診した場合には、まずどのような症状があるかを確認する問診と、医師による診察が行われます。耳鼻咽喉科の診察では、医師が専用の器具を用いて耳の中や鼻、喉を視診します。また、耳鳴りの原因が耳・鼻・喉以外にないかどうかも、問診や診察で確認します。

その後、聞こえの状態や耳鳴りの状態、聞こえにかかわる機能の状態について、次のような検査を行います（聞こえの検査については40～41ページ）。

①耳鳴りを調べる検査

耳鳴りのなかでも自覚的耳鳴りは、その人にしか聞こえていないため、医師が症状を確認するのは難しいものです。そこで、**耳鳴りの周波数（高さ）を「ピッチ・マッチ検査」で、耳鳴りの大きさを「ラウドネス・バランス検査」や「マスキング（遮蔽）検査」**で客観的に確認します。

ピッチ・マッチ検査では、2つの音（高音と低音）を聞いて比較し、どちらが自分の耳鳴りに近いかを選びます。さまざまな音を比較して聞いていくことで、自分の耳鳴りにもっとも近い周波数の音を選ぶ検査です。そして、ここでわかった耳鳴りと同じ周波数の音を聞き、徐々に音を大きくして耳鳴りと同じ大きさの音を選ぶ検査が、ラウドネス・バランス検査です。

マスキング検査も、ラウドネス・バランス検査同様に耳鳴りの音の大きさを調べる検査ですが、さまざまな大きさの音を聞き、どのくらいの大きさで耳鳴りの音が消えるかを調べるものです。

②耳の機能を調べる検査

「音響インピーダンス検査」は、外耳から音を伝え、跳ね返ってきた音を測ることで、音を伝える部位である**鼓膜や耳小骨（中耳にある骨。内耳に音を伝える）などに障害があるかを調べる**ものです。**「ABR（聴性脳幹反応《ちょうせいのうかんはんのう》）検査」**は、音による脳波の変化を見るもので、**「OAE（耳音響放射《じおんきょうほうしゃ》）検査」**は蝸牛（内耳にある、音の振動を電気信号にして脳に伝える器官）の状態を確認するために、音を聞いたときの内耳からの反響を測定します。

③そのほかの検査

詳細な画像診断をする必要がある場合には、「側頭部エックス線検査」や「CT（コンピュータ断層撮影）」「MRI（磁気共鳴断層撮影）」「MRA（磁気共鳴血管撮影）」、「PET（陽電子放射断層撮影）」などの**画像検査**を行います。また、耳鳴りに心理的な要因が考えられる場合には、**心理検査**を行うこともあります。

病院での検査例

ピッチマッチ検査

耳鳴りの音がどの高さかを調べる。機械で11段階の音を聞いて近いものを選ぶ。

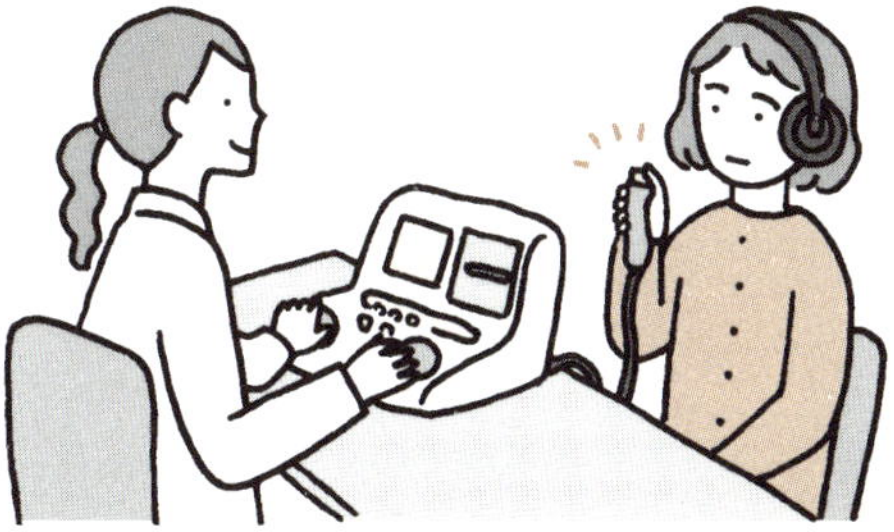

音響インピーダンス検査

鼓膜や耳小骨の状態を調べる。耳に測定器を入れ、跳ね返ってきた音を分析する。

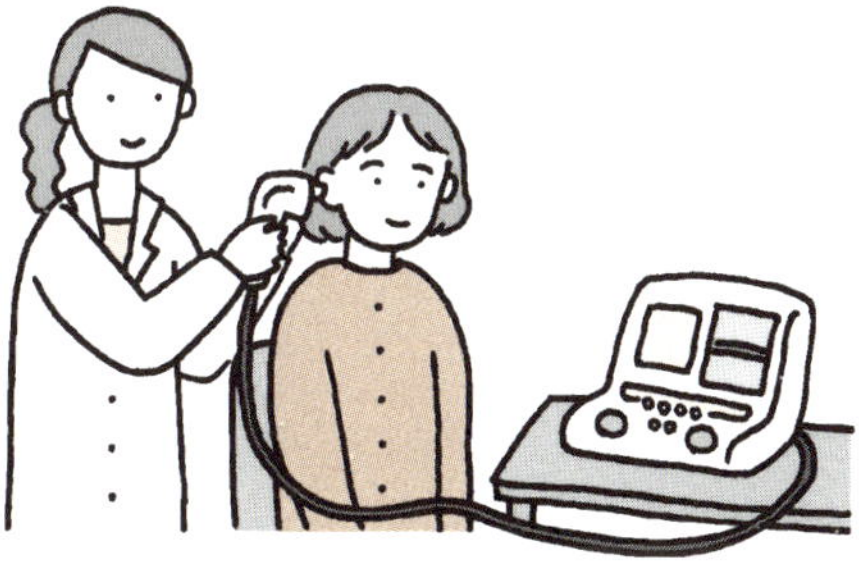

側頭部エックス線検査

必要に応じてレントゲン検査で深部を調べる。

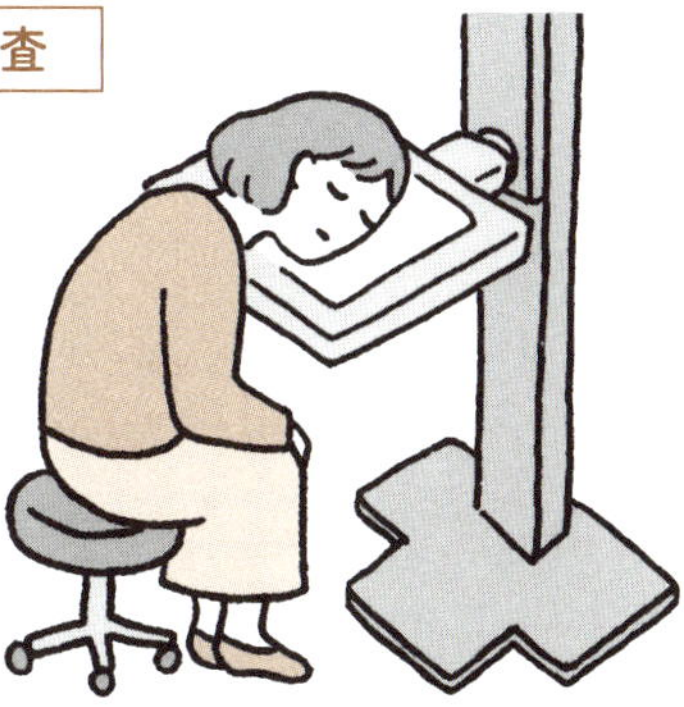

耳鳴り

Q7 聞こえについては、どのような検査をするのですか？

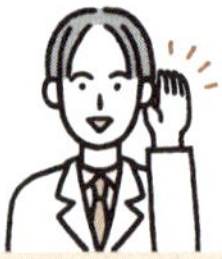

A

「気導聴力検査」と「骨導聴力検査」という2種類の聴力検査を合わせた、「標準純音聴力検査」が行われます。

耳鼻咽喉科での聞こえの検査（聴力検査）は、「標準《ひょうじゅん》純音聴力検査《じゅんおんちょうりょくけんさ》」として行われます。標準純音聴力検査は、**「気導聴力検査《きどうちょうりょくけんさ》」**と**「骨導聴力検査《こつどうちょうりょくけんさ》」**で構成され、それぞれ異なる方法で聴力を測定し、耳の状態を総合的に判断します。

10～11ページで説明したように、難聴は耳（外耳・中耳・内耳）から聴神経、そして脳へと音が伝わる経路のいずれかに障害が出る病気です。そして、その障害がどこで生じているかによって、「伝音難聴」と「感音難聴」に分けられます。

2種の聴力検査

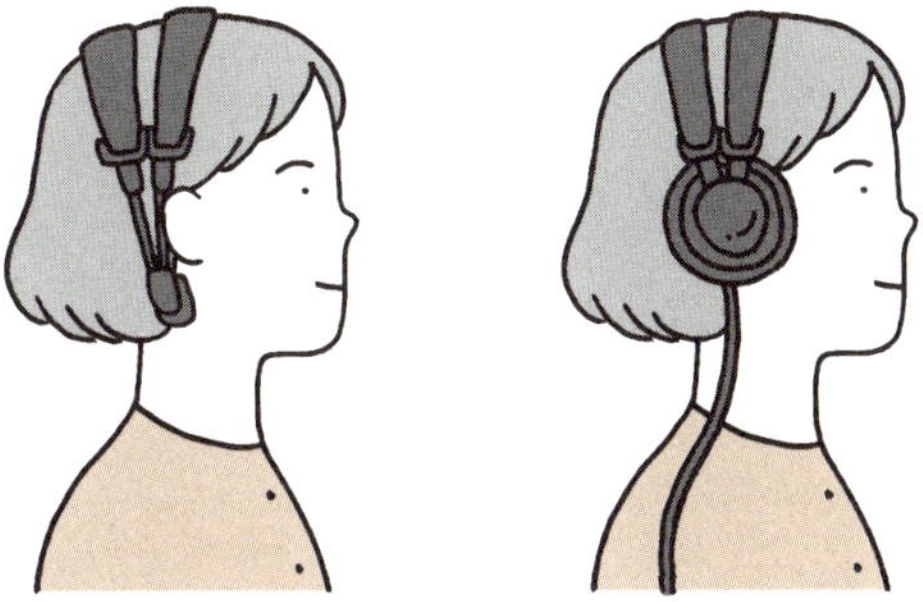

気導聴力検査（右）は耳にレシーバーを当てて音を聞く。
骨導聴力検査（左）は耳の後ろの骨に音の振動を当てる。

音が内耳に伝わるには、鼓膜・耳小骨を経由する「気導」と、鼓膜を介さずに側頭骨から伝導する「骨導」があります。伝音難聴では、気導による聴力が低下し、感音難聴では気道と骨導どちらの聴力も低下することがわかっています。

気導聴力検査と骨導聴力検査で、それぞれの聴力を調べます。気導聴力検査では、耳にヘッドフォンをつけ、空気振動による音の聞こえを調べます。そして骨導聴力検査では、振動子（骨導レシーバー）を耳の後ろに当てて音を伝え、聞こえを調べます。

いずれの検査でも、「オージオメータ」という機器で7種の周波数の音を伝え、それを聞き取ることで行い、結果は「オージオグラム」と呼ばれるグラフに表示されます。

耳鳴り

Q8

耳鳴りを改善するには、補聴器が効果的なのでしょうか？

A

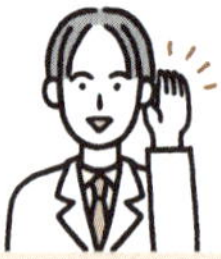

耳鳴りは難聴と関係があり、補聴器で聞こえにくさを改善するトレーニングをすることで、耳鳴りを減らすことができます。

補聴器は内蔵されたマイクで音を拾い、増幅させる医療器具です。簡単にいうと、**音を大きくしてくれるスピーカーのようなもの**です。そして**補聴器は、耳鳴りの改善にも効果がある**ことがわかっています。それは、耳鳴りのある場合の多くが、難聴を生じているためです。

難聴は、脳が音の刺激を受けられなくなったり、音を認識できなくなっていたりすることで生じるため、脳への適切な音の刺激や脳での音の正しい認識を取り戻すことが、聞こえにくさの改善につながり、耳鳴りも減らすことができるのです。

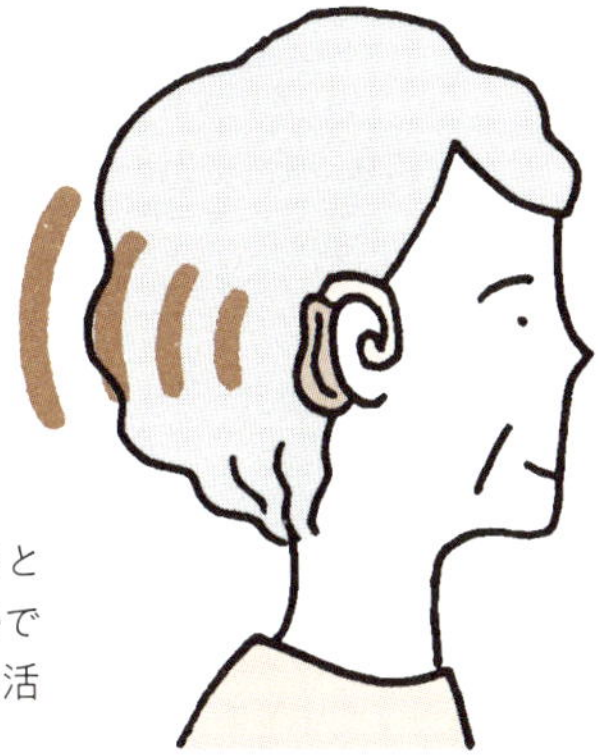

補聴器をしていると聞こえがよくなるので脳が活性化し、生活にもハリが出る。

耳鳴りの改善におすすめなのが、**補聴器によるトレーニング**です。補聴器を耳鳴りが生じている側の耳（もしくは両耳）に1日10時間以上装着し、聞き取りにくくなっている音域の音を増幅させて聞き続けることで、脳が適切に音の刺激を受け、聞くべき音声を「音」として認識できるようになります。すると、脳は本来の「音」の代わりに認識していた耳鳴りを認識しなくなり、耳鳴りが減っていくのです。

トレーニング中は、1~2週間に一度は耳鼻咽喉科を受診し、補聴器の音域や音量を調節して、正常な聞こえ方にゆっくりと近づけるようにします。うまくいくと、耳鳴りが消滅に近い状態になる人も少なくありません。

装用当初はうるささや不快感を抱くことも多いですが、毎日長時間の装用を行う必要があります。

耳鳴り

Q9 補聴器は両耳につけるべき？ 価格はどのくらいですか？

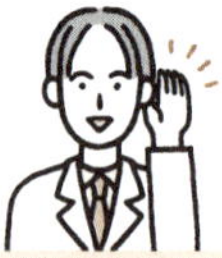

A

両耳装用のほうがトレーニングの効果が現れやすくなります。価格帯は補聴器のタイプによって異なります。

人間の聴覚は、本来両耳で音を聞くようにできています。両耳で聞くことにより、音源の方向や位置、距離などを正確に把握できることから、騒がしい場所でも会話ができたり、車の接近などの危機にも気づくことができたりします。

そのため、たとえ片耳だけに耳鳴りや難聴が生じていても、**補聴器を両耳につけてトレーニングすれば、より自然で明確な音声認識ができるようになります**。片耳だけの装着では、聞こえのバランスが悪くなり、疲労感が強く現れることもあります。

補聴器の種類と特徴

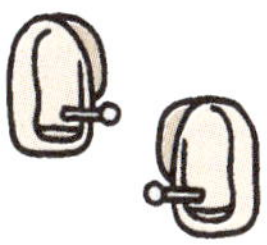

耳穴型

耳に入れるタイプ。耳の形に合わせてオーダーメイドで作る。小さくて目立たない。

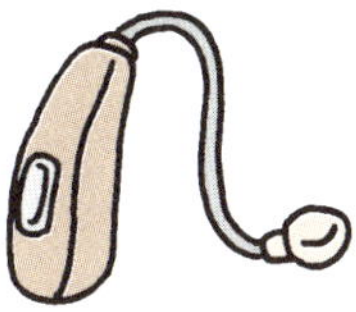

耳かけ型

耳の後ろにかけるタイプ。いろいろなデザインがある。

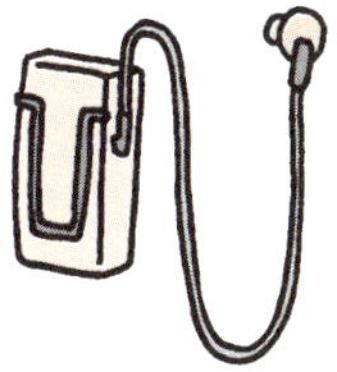

ポケット型

ポケットやバッグに入れるタイプ。スイッチが大きく操作しやすい。

ただし、両耳装用にはデメリットもあります。2台の補聴器を購入しなければならず、メンテナンス費用や電池代なども2台分かかります。片耳装用よりも圧迫感や閉塞感が強くなったり、「ピーピー」と反響するハウリングが発生しやすくなることがあります。

装用を両耳と片耳、どちらにすべきかについては、耳鼻科医とよく相談しましょう。その後、補聴器販売店で十分に試聴したうえで、購入を検討するようにします。

補聴器の価格はタイプによって幅があり、1台あたり耳かけ型で5～50万円、耳穴型は10～50万円、ポケット型では3～10万円ほどです。高性能なほど高価になりますが、性能のよさが耳鳴りや難聴の改善につながるわけではありません。初めてであれば10万円程度の耳かけ型で、必要十分な機能が備わっています。

耳鳴り Q10

難聴は認知症と関係があるのですか？

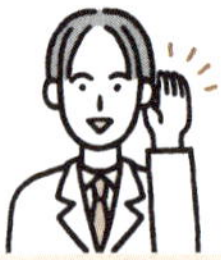

A

難聴を治療しないままでいると、脳の萎縮や社会的な孤立につながり、認知症のリスクを高めるとされています。

２０２０年、イギリスの医学誌『ランセット』は、認知症を引き起こす12の危険因子を発表しました。12の因子のなかでも、難聴がもっとも大きな危険因子であり、**45歳から65歳までに難聴を予防すれば、認知症の発症リスクが8・1％減少する**と指摘しています。

ほかの調査でも、難聴が生じている人は、正常な聴力の人に比べて、10年後に認知症を発症するリスクが1・9倍にもなるという報告があるほどですので、難聴が認知症の大きな要因になることは確かといえます。

では、なぜ難聴が認知症の原因になるのでしょうか。

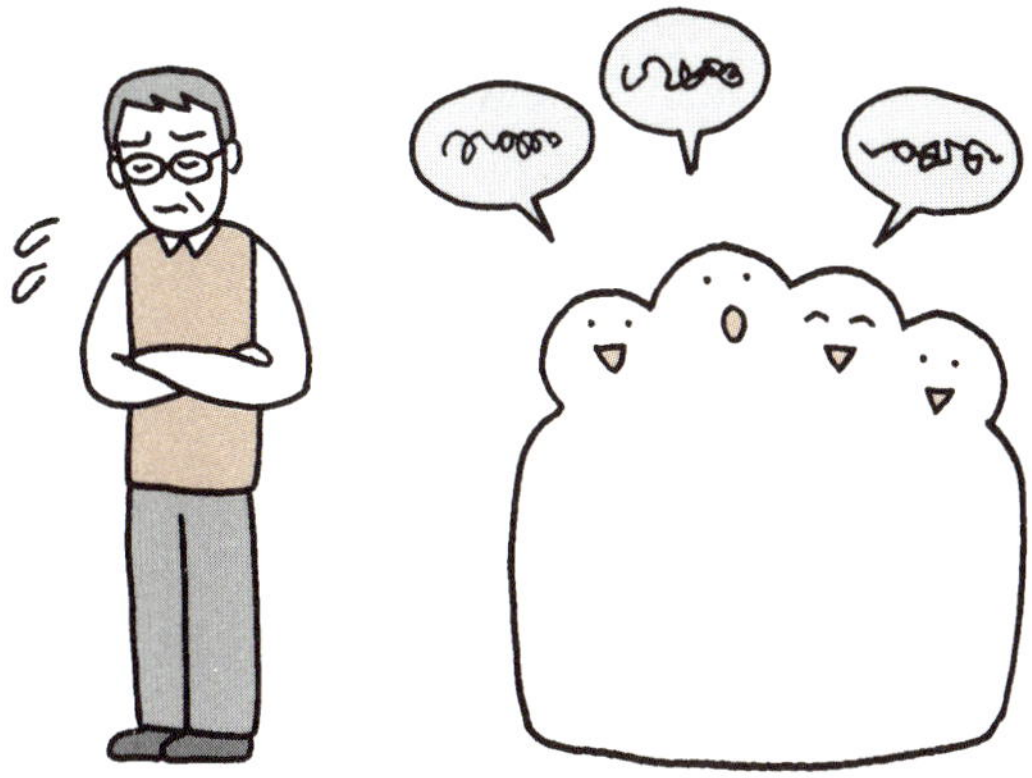

聞こえが悪いとコミュニケーションが面倒になり孤立が進む。

それは、聞こえが悪いままで放置すると、脳の萎縮が起こるためです。**音の刺激が脳へ届かなくなり、神経細胞が使われなくなるため減少し、脳が徐々に小さくなります**。実際、長年難聴を治療せずにいた人は、大脳の側頭葉や記憶を制御する海馬などの萎縮が、MRIの画像診断で証明されています。

また、難聴のままだとうまくコミュニケーションがとれず、人との会話が面倒に感じることが増え、社会的な孤立が進みます。

そのリスクは、難聴ではない人の2・8倍も高いとされ、**難聴の人のうつ病の発生率も1・5倍になる**ことがわかっています。そして、社会的な孤立やうつ病は認知症のリスク要因とされています。

耳鳴り

Q11

耳鳴りが治りにくいタイプの人っているのですか？

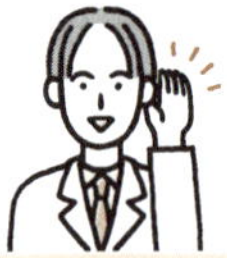

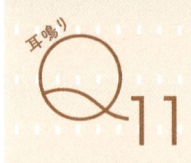

A

「こだわりの強い人」「ネガティブな人」「完璧主義の人」は、耳鳴りの治療がうまく進まず、改善しにくい傾向にあります。

耳鳴りが治りにくい傾向にある人は、**「こだわりの強い人」「ネガティブな人」「完璧主義の人」**の3つのタイプです。

じつは耳鳴りは、気にするほど「耳鳴りがする！」と感じやすくなります。こだわりの強い人は、物事を熱心に考える傾向があることから、「どうして耳鳴りがするのか」とずっと考え続け、悩んでしまうのです。

また、耳鳴りは気持ちに左右されやすいものです。ネガティブな人は、「耳鳴りが一生治らなかったらどうしよう」「人と会話ができなくなるかもしれない」などと

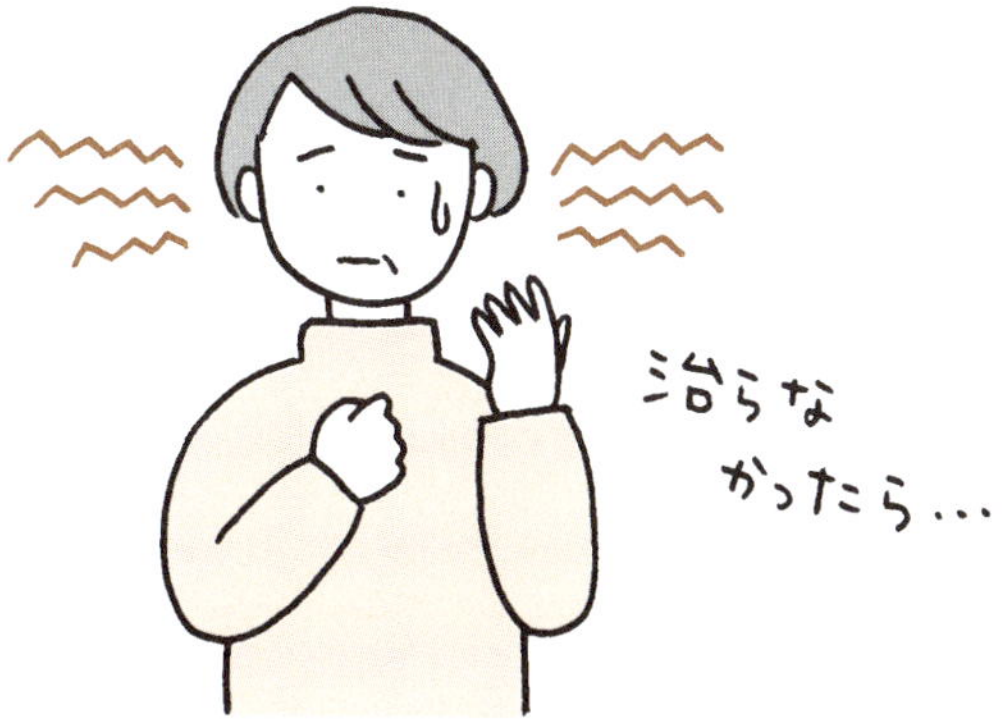

ネガティブ思考の人は不安やストレスで耳鳴りが悪化しやすい。

考えすぎてしまい、不安やストレスを感じやすくなり、耳鳴りを悪化させてしまいます。

そして現時点では、耳鳴りをゼロにする治療法はないにもかかわらず、完璧主義の人は、耳鳴りがゼロになることを目指しやすい傾向にあるため、少しでも耳鳴りがすると許せなくなります。「いつまでたっても治らない」と焦り、ストレスが溜まって悪化することがあるのです。

耳鳴りの治療においては、焦ることなく、「耳鳴りはするけれど、おしゃべりが楽しめた」などと、少しでも改善した部分に目を向けることが大切です。また、耳鳴りそのものをなくすことよりも、**耳鳴りによる苦痛をなくすことに重点を置き、耳鳴りとうまく付き合いながら生活できるようにしましょう。**

Column

耳鳴り・難聴はアプリでチェック

「これって耳鳴りなのかな？」
「もしかしたら、難聴なのでは？」

そんな不安を抱え、「この程度の状態で医療機関を受診するのは気がひけるけれども、なんとなく心配」と思い、受診をためらっているならば、スマートフォンの聴力検査アプリで手軽に聴力をチェックしてみましょう。

現在、聴力検査アプリはいくつも公開されており、検査方法ももっとも一般的な聴力検査である純音検査（聞き取りにくくなっている高さの音を測定）だけでなく、語《ご》音《おん》弁《べん》別《べつ》検《けん》査《さ》（言葉を正しく認識できるかを測定）などを扱っているものもあります。さらに純音検査でも、静かな環境での聞こえを調べられるものだけでなく、騒がしい場所での聞こえをチェックできるものもあります。

いずれのアプリも、スマートフォンのほかにイヤホンがあれば簡単に検査ができるものばかりです。実際、アプリで聴力検査をして異常が見つかり、医療機関を受診したところ、難聴が見つかった例も少なくありません。

また、聞こえの状態は、毎日の体調や気分によっても大きく変わります。たとえ今は耳鳴りや難聴の症状がなくても、ストレスや疲労で一時的な耳鳴りや難聴が生じることもあります。そのときに、アプリで日ごろから自分の聴力を知っておけば、体調によって聴力がどのように変化するかについても確認できます。血圧や体温などと同じように、日々の聴力もチェックして、健康な生活を維持できるようにしましょう。

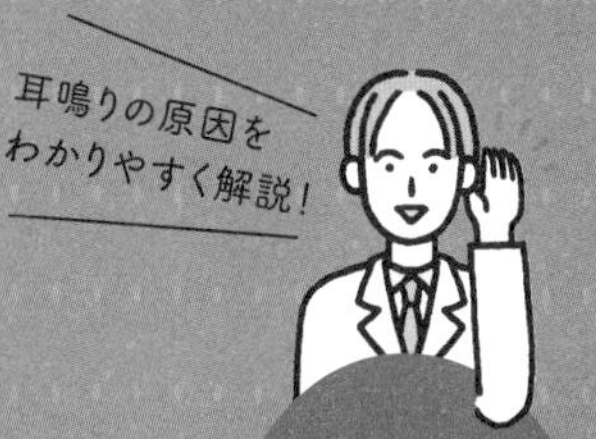

第2章

耳鳴りの原因となる病気と治療

耳鳴り

病名

突発性難聴

急に片耳の聞こえが悪くなるのが主症状

突発性難聴は、感音難聴（40ページ）のなかで原因がはっきりしないものの総称で、病気ではなく、難聴にともなうさまざまな症状が現れる「症候群」のひとつです。

突発性難聴は幅広い年代で発症しますが、とくに**30〜60代に多く**、患者数は年々増加傾向にあります。厚生労働省の2012年の調査では、発症者は年間10万人あたり60・9人（約7万6000人）とされています。ちなみに、発症に**男女差や耳の左右差はありません**。

症状としては、急に片耳の聞こえが悪くなったり、まったく聞こえなくなったりします。きっかけもなく突然聞こえなくなるため、発症した日時を明確に覚えている患者さんもいるほどです。なお、発作は1回きりで再発しないのが特徴で、発症前後にはめまいや耳鳴り、吐き気が見られることもあります。めまいをともなう場合や高齢者の場合は、重症化しやすい傾向にあります。

原因や発症のメカニズムははっきりとわかっていませんが、音を電気信号にして脳に伝える役割をする内耳の有毛細胞が障害を受けることで起こるとされています。それには、有毛細胞を栄養にする血管の血流障害や、ウイルス感染、自己免疫疾患がかかわっていると考えられています。

また、強いストレスや過労、睡眠不足などが発症の引き金になっており、高血圧や糖尿病などの基礎疾患が発症と関係しているともいわれています。

突発性難聴は、**発症後1週間以内に治療を始めると、患者さん全体の約30%が完全治癒**し、約50%は何らかの改善が見られるとされています。しかし、治療開始が遅れるほど治療効果が下がり、難聴や耳鳴りなどの後遺症が残りやすくなります。症状が出た場合にはすみやかに耳鼻咽喉科を受診しましょう。

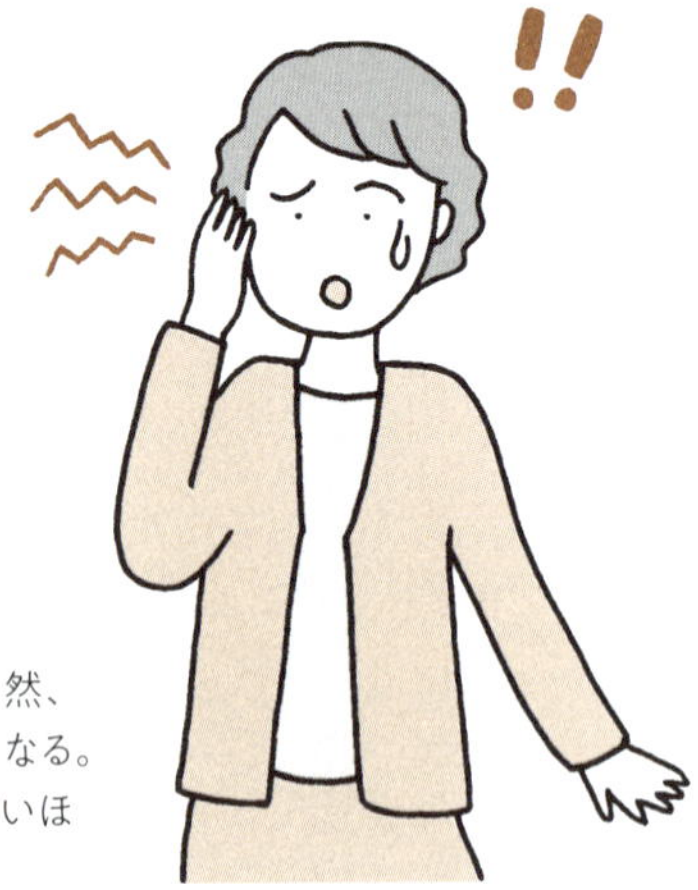

きっかけがなく突然、
片耳の聞こえが悪くなる。
発症後、治療が早いほど治りやすい。

突発性難聴の診断・治療

突発性難聴の症状は、メニエール病（112ページ）などの病気と見分けがつきにくいうえに、**早期治療が重要**であることから、すみやかに問診や検査で診断を確定します。

メニエール病などの病気は、何度も発作が起こっては治るのをくり返しますが、突発性難聴の発作は1回きりであるため、発作の状態なども含めて診断します。

検査では、標準純音聴力検査（40ページ）や、めまいの検査である平衡機能検査（96ページ）を行い、必要な場合はX線検査やMRI検査などの画像検査も行います。

突発性難聴と診断されたら、**抗炎症作用のある副腎皮**

処方される主な薬

- **プレドニン錠（ステロイド薬）**
- **メチコバール錠（ビタミンB_{12}剤）**
- **アデホスコーワ腸溶剤、カルナクリン錠（血流改善薬）**

症状に合わせて薬を組み合わせる。治療期間は1週間から10日間程度が目安。

質ホルモン剤（プレドニンなどのステロイド薬）を服薬、もしくは点滴で投与し、1～2週間かけて投与量を減らしていきます。ほかには、**血管拡張薬や末梢神経循環改善薬**、**メチコバールなどのビタミンB_{12}剤**、**代謝促進薬**などを投与することもあります。

発症にストレスがかかわっていると思われる場合は、安静にして過ごします。

症状が軽度の場合は、通院での治療が可能です。一方、重度の場合は安静が必要なことと、ステロイド薬の点滴による副作用への対処が必要となるため、入院治療を行う場合もあります。

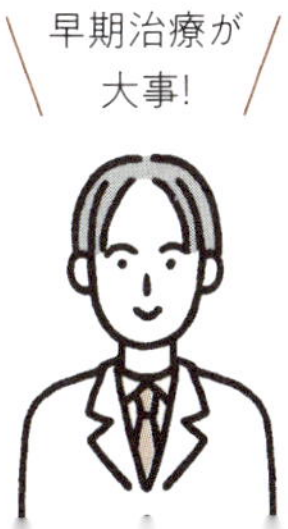

病名

騒音性難聴・音響外傷

大きな音で内耳の細胞が障害を受ける

大きな音を聞いたことで引き起こされる「音響性聴器障害」により、難聴が生じることがあります。音響性聴器障害には、「騒音性難聴」と「音響外傷」があります。

騒音性難聴は、工事現場や工場など、常に音がうるさい場所で働いたり、ヘッドホンやイヤホンで音楽を聴き続けたりと、**長期間にわたって大きな音にさらされた場合に起こりやすい**病気です。仕事上で生じる人も多いことから、「職業性疾病」にも指定されています。一方で音響外傷は、**爆竹などの爆発音やピストルの発砲音**などをくり返し聞いたことや、**ロックコンサートで大きな音の曲を聞くことで、耳鳴りと難聴が急に生じる**病気です。いずれにおいても、難聴と耳鳴り、耳の詰まり（閉塞感）と

音圧レベルの許容基準と音の種類

音圧レベル（dBSPL）	1日あたりの許容基準	音の種類
130	1秒未満	航空機の離陸の音
125	3秒	雷
120	9秒	救急車や消防車のサイレン
110	28秒	コンサート会場
105	4分	工事用の重機
100	15分	ドライヤー、地下鉄車内の騒音
95	47分	オートバイ
90	2時間30分	芝刈り
85	8時間	街頭騒音

＊一般社団法人日本耳鼻咽喉科学会「Hear well,Enjoy life」より引用

いった症状があり、基本的に両耳で生じます。そしてこれらの病気には、内耳にある有毛細胞がかかわっています。

音が外耳道から鼓膜、そして中耳へと伝わります。中耳にある骨が振動することで内耳に伝わると、内耳の中にある液体が振動します。この振動を有毛細胞が感知し、その先端にある聴毛が音の振動を電気信号に変え、脳に伝達されることで音として認識されます。この聴毛はとても繊細で、大きな音、つまり大きな振動に長い間さらされると、抜け落ちたり傷ついたりして音の振動を受け取ることができなくなり、結果として音が聞こえなくなってしまいます。

有毛細胞が受けた障害が軽度であれば、耳栓の使用や耳を休めることで症状は改善します。一方で慢性的に障害を受けた有毛細胞や聴毛を再生することは難しく、とくに**騒音性難聴における難聴は完治しない**ことがほとんどです。音響外傷は、爆発事故などに巻き込まれて生じることもあり、防ぐのが難しい場合もありますが、大きな音がする場所では耳栓を使用したり、ヘッドホンやイヤホンで大きな音を聞き続けないようにしたりと、予防を心がけることも大切です。

騒音性難聴・音響外傷の検査・治療

騒音性難聴および音響外傷が疑われる場合には、明らかに大きな音を聞いた経験の有無や、ヘッドホンやイヤホンの使用について問診したうえで、聴力検査を行います。騒音性難聴の初期や音響外傷では、**周波数が４０００Hzの音域の聴力が障害される**のが特徴で、騒音性難聴が悪化すると、それ以外の音域にも聴力の障害が見られるようになります。加えて、鼓膜損傷や内耳損傷がないかを専用器具を用いて視診し、言葉の聞き取りを調べる「語《ご》音《おん》明《めい》瞭《りょう》度《ど》検《けん》査《さ》」などの検査を行います。

騒音性難聴は完治が見込めないため、**治療は進行を予防することが中心**になります。仕事で騒音にさらされている場合は、**耳栓の使用や労働時間の短縮**などを行います。

音響外傷の場合、症状が軽く、治療を早めに開始した場合は、回復が見込めます。治療では、突発性難聴（52ページ）と同様に**ステロイド薬や血管拡張薬**を使用します。症状によっては、首の付け根に注射をして、頭部の血行を改善することで症状の緩和を目指す「星状神経節《せいじょうしんけいせつ》ブロック注射」を行うこともあります。

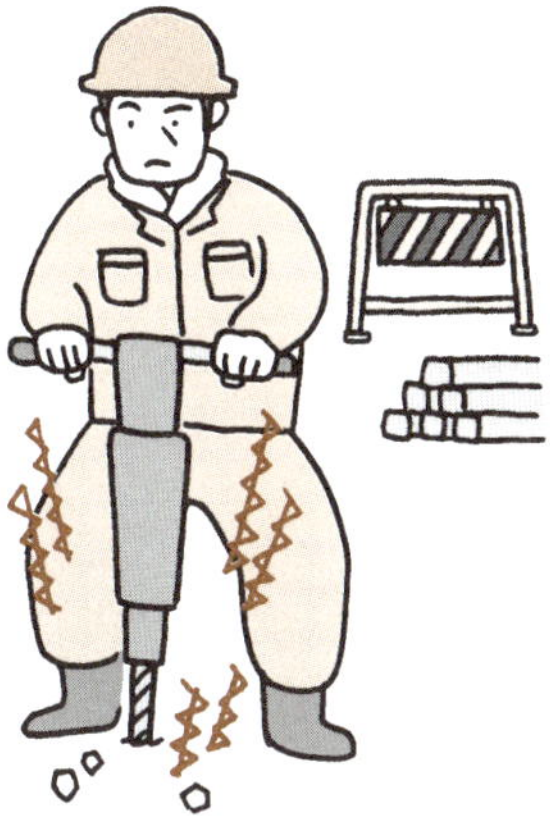

工事現場で長時間働いていると、
難聴や耳鳴りになりやすい。

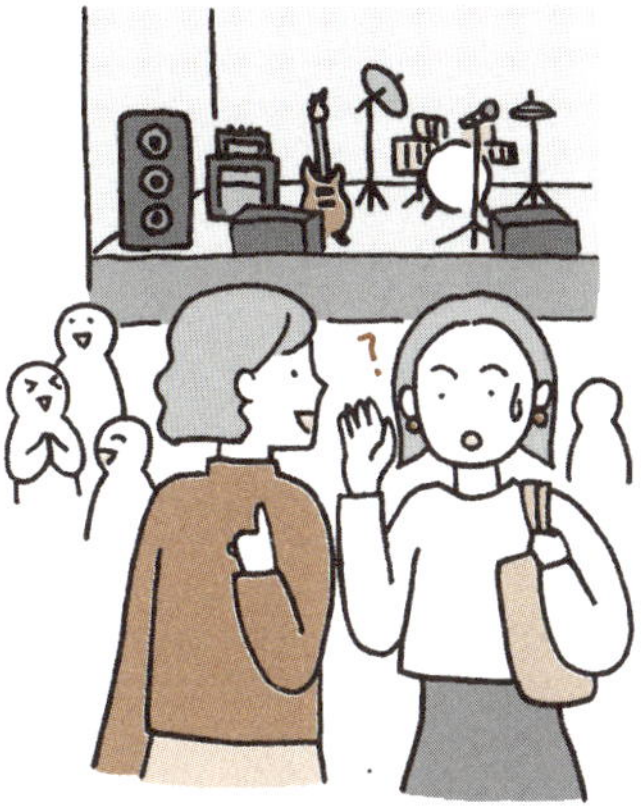

大音響のバンドのライブのあとで
耳が聞こえにくくなることも。

加齢性難聴

加齢による有毛細胞の減少が原因

加齢以外に目立った原因が見つからない難聴が「加齢性難聴」です。**両耳で聴力低下には差がなく、高い音から聞こえにくくなります**。最初のうちは、体温計の終了音のような高さの音（4～8kHz）から聞こえなくなるため、ほとんど生活に支障をきたしません。しかし、会話中に聞き返すことが増えたり、テレビの音量を大きくしないと聞こえなくなったりと、だんだんと日常生活の音（1kHz程度）に対しても聞こえが悪くなることで、難聴を自覚するようになります。

加齢性難聴は、**60代後半から症状が現れる人が多く、75歳以上では7割以上が加齢性難聴を示す**とされています。おもな原因は、内耳の蝸牛にある有毛細胞の減少です。

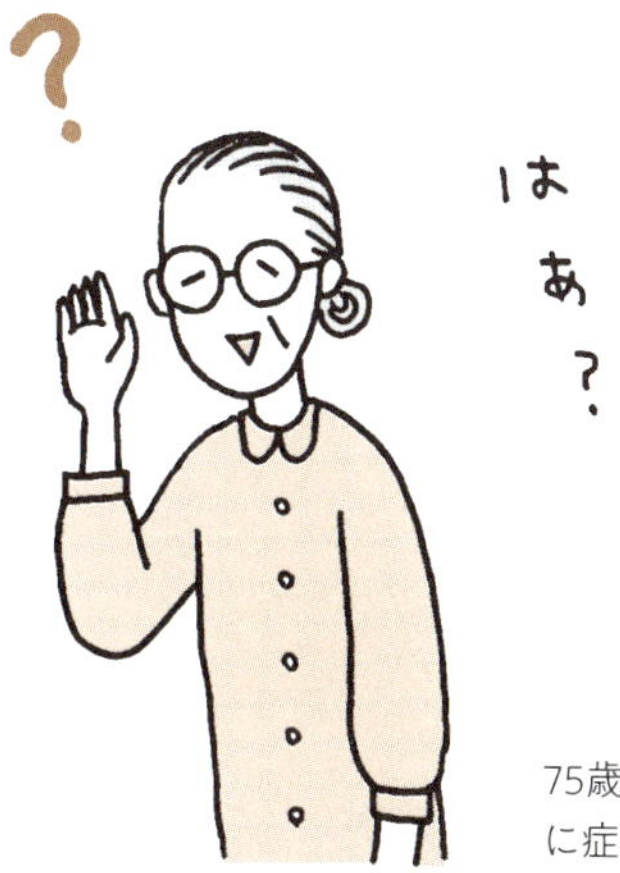

75歳以上では7割以上に症状が現れる。

鼓膜から伝わった音を受け取り、電気信号に変えて脳へ送る役割をしている有毛細胞は、加齢とともに壊れてなくなっていきます。加齢による脳の変化により、有毛細胞によって伝えられた音を認識しにくくなることも原因と考えられています。

加齢性難聴になるかどうかは、**遺伝的要因も少なくありません**が、大きな音をたくさん聞く（音響曝露《おんきょうばくろ》）ほど細胞が傷みやすく、難聴も進行しやすくなります。また、高血圧や動脈硬化、糖尿病などの健康的要因も引き金になると考えられています。

加齢性難聴は**補聴器をうまく使用する**ことで、支障なく生活できるようになります。**加齢性難聴に早期から対応することは、認知症の予防にもつながる**と考えられています。

病名

急性低音障害型感音難聴

低音性の耳鳴り・難聴をくり返す

耳に水が入ったような詰まり感や、「ゴーッ」「ブーン」といった低音性耳鳴り、および低音難聴が、片耳（両耳の場合もあり）で急に起こるのが、「急性低音障害型感音難聴」です。**発症が20～30代の若い世代や女性に多い**のが特徴です。

突発性難聴は発作が一度きりで、治療を早期にしないと後遺症が残ることがあります。一方で急性低音障害型感音難聴の場合は治りやすいものの、**再発をくり返すことがある**ため、気になる症状があれば、早めに耳鼻咽喉科を受診しましょう。

発症の原因は、「**内耳のリンパ液の流れが滞ることによるむくみ**」と考えられています。

内耳は音を空気の振動からリンパ液の振動に変えて、さらに電気信号に変換し、脳に

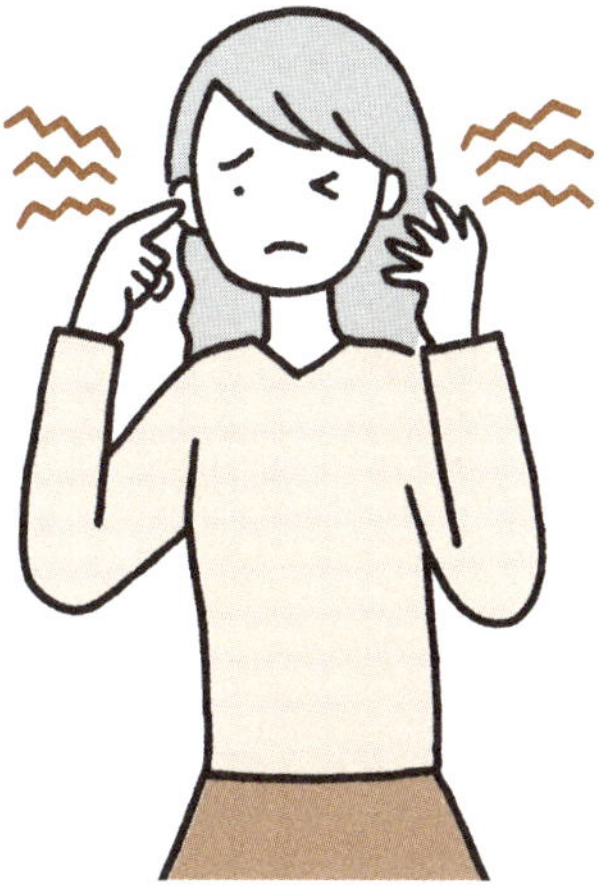

若い世代や女性に多く、再発しやすいのが特徴。突発性難聴と診断されても、くり返すことで実はこの病気だったとあとで判明することも。

伝える器官です。ここでむくみが起こると、空気の振動がリンパ液の振動に変化しにくくなります。特に低音部の内耳にむくみが強くでるため、低い音を認識できなくなり、難聴の症状が出てきます。

内耳のむくみには、精神的なストレスや過労、睡眠不足などが影響すると考えられています。これらの要因はホルモン分泌の乱れや血行不良を引き起こし、リンパ液の流れを悪化させ、むくみを生じさせるのです。そのため急性低音障害型感音難聴の治療では、まず**心身の休養を行い、疲れや睡眠不足の解消**を心がけるようにします。内耳に炎症がある場合にはステロイド薬が用いられ、内耳のリンパ液の排出を促すために利尿剤が処方されます。リンパ液の流れをよくするために、漢方薬の五苓散《ごれいさん》が処方されることもあります。

病名

耳垢栓塞・外耳道炎

耳掃除が大きな原因に

耳の穴（外耳道孔《がいじどうこう》）から鼓膜までの管状の部分を「外耳道《がいじどう》」といいます。

この外耳道にある分泌腺（耳垢腺《じこうせん》）から出た分泌物や、剥がれ落ちた外耳道上皮、外部から入ったほこりなどが混じり、耳垢（耳あか）となります。

鼓膜をほこりや汚れから守り、外耳道の皮膚に細菌感染が起こらないように保護しているのが耳垢です。

本来、外耳道には自浄作用があり、耳垢は自然と排出されるようになっていますが、自浄作用がうまくいかずに耳垢が大量に蓄積したり、耳掃除で耳垢を押し込んでしまったりすると、**外耳道が詰まってしまう**ことがあります。この状態を「耳垢栓塞」と

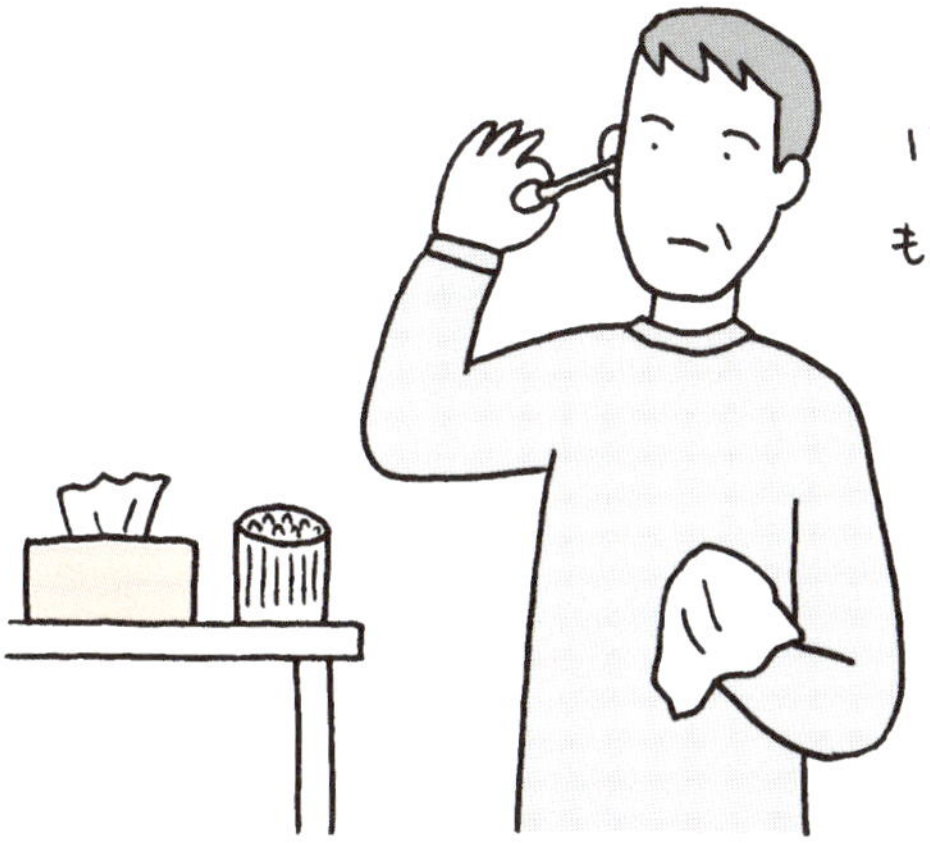

耳掃除をしすぎたり、奥まで入れるのも注意!

いいます。

耳垢栓塞では、耳の中での圧迫感や軽度の聞こえにくさ（伝音難聴・40ページ）などの症状が起こります。違和感から耳掃除をしすぎたりすると、かえって耳垢が溜まってしまうことがあります。気になる場合には、耳鼻咽喉科で耳垢を取り除いてもらいましょう。

また、耳掃除の際に**外耳道を傷つけてしまい、細菌が感染**し「外耳道炎」を引き起こすこともあります。

症状としては、耳の痛みや赤み、耳だれなどです。外耳道炎の治療では、抗菌薬や消炎鎮痛薬、ステロイド薬などの軟膏剤・点耳薬・内服薬が用いられます。また、原因が耳掃除である場合には、耳掃除を控える必要があります。

耳鳴り

病名

耳管開放症・耳管狭窄症

耳管の開閉がコントロールできない状態

耳と鼻は、「耳管」という管でつながっています。耳管は、ふだんは閉じられているものの、中耳の気圧の調節が必要なときに開くようになっています。たとえば、飛行機に乗ったときに、耳が詰まったような感じになる場合があります。このようなときに耳管は自然と開き、空気を鼻から耳に入れることで、中耳内の気圧を機内の気圧と同じにすることで、耳が詰まらないように調節しているのです。いわゆる「耳が抜けた」という感覚は、この耳管の開放のことを指します。

その耳管が、**何らかの原因で耳管が開きっぱなし、またはそれに近い状態**になるのが「耳管開放症」です。**耳が詰まって音がこもるような感覚**（耳閉塞感）や、**自分の**

声が大きく聞こえること（自声強調）、**「スースー」「ゴーゴー」という耳鳴り**といった症状が起こります。耳閉塞感が強いときに下を向くと、症状が緩和するのも特徴のひとつです。

耳管開放症は、発症の前に急激な体重減少が起こることが多いとされています。これは、耳管のまわりの脂肪組織が減少することで、常に耳管が開いた状態になるためです。治療としては、点鼻薬や漢方薬などを用いることがあります。

耳管開放症とは反対に、耳管が狭くなってしまう「耳管狭窄症」という病気もあります。こちらは、かぜやアレルギー性鼻炎、中耳炎、副鼻腔炎（蓄膿症）などの炎症によって、耳管のまわりの粘膜が腫れることで、耳管が狭くなるものです。

代表的な症状は、**飛行機に乗ったときのような耳の詰まり**が続くことです。耳の聞こえが悪くなったり、こもったように聞こえたりすることもあります。また、耳管が狭いままで中耳の中の圧力が低い状態が続くと、中耳の粘膜から分泌された液体がたまる「滲出性《しんしゅっせい》中耳炎」や「癒着性中耳炎」を引き起こし、難聴になることもあります。

なお、治療は耳管の炎症を引き起こしている病気に対して行われます。

薬物治療

耳鳴りの「完治」ではなく「軽減」を目指す

耳鳴りの改善には薬物療法が多く用いられるものの、**現時点で耳鳴りそのものを完治させる薬は存在しません。**そのため、現在の耳鳴りの薬物療法では、**「耳鳴りを軽減させる」「耳鳴りによる心理的負担を軽減させる」**のが目的であり、対症療法として行われることを覚えておきましょう。

耳鳴りを軽減させるには、次のような薬剤が用いられます。

● **ATP（アデノシン三リン酸二ナトリウム）**…血管を広げることで内耳の血流を促進し、内耳の機能を改善させる。メニエール病（112ページ）や急性低音障害型感音難聴（62ページ）をはじめとした低音難聴で用いられることが多い。

●副腎皮質ホルモン剤（ステロイド薬）…神経や内耳の炎症を抑える。突発性難聴（52ページ）などの治療に用いる。

●ニコチン酸アミド・パパベリン塩酸配合剤…ニコチン酸アミドが内耳の感覚細胞の機能を改善し、パパベリン塩酸が内耳の血流を改善する。

●イソソルビド製剤…内耳に溜まった水分を移動させ、排尿を促す。

●ビタミンB12製剤…障害を受けた内耳の神経細胞を修復し、内耳の血流を改善する。

これらの薬のなかには、効果が現れるまで時間がかかるものもあります。「効果がない」と自己判断して服用を中止せず、医師の指示どおりに服用しましょう。

なお、かつては局所麻酔薬の塩酸リドカイン（商品名：キシロカイン）を静脈内に注射もしくは点滴する治療が効果の高いものとして行われていましたが、効果が持続せず、根本的な耳鳴りの治療にはならないため、近年はあまり多用されません。

心理的負担を軽減する抗不安薬・抗うつ薬

耳鳴りが慢性化すると、不安やイライラが続き、心身に強いダメージをもたらすことがあります。耳鳴りが原因で不眠になったり、疲労感が続いたりすることも少なくなく、それが原因で不安やストレスを抱くようにもなります。耳鳴りは気持ちや感じ方に大きく左右される症状であるため、耳鳴りによって生じた不安やストレスが、かえって耳鳴りを悪化させてしまいます。そのため、耳鳴りによる**心理的負担を軽減させるために、抗不安薬や抗うつ薬が処方されることがあります**。

抗不安薬や抗うつ薬には、不安やストレスを感じることで生じた自律神経の乱れを緩和し、心の負担を減らして気持ちを安定させる効果があります。そのため、抗不安薬や抗うつ薬を服用することで気持ちが安定すると、耳鳴りが気にならなくなり、改善に向かう患者さんも少なくありません。

また、**抗不安薬には筋肉や血管の緊張をゆるめる効果もあるため、耳鳴りそのものを軽減させる場合もあります**。

処方されるおもな薬

内耳機能の改善

- ATP製剤（アデホス）
- 副腎皮質ホルモン剤（プレドニンなど）
- ニコチン酸アミド・
パパベリン塩酸配合剤（ストミンA）
- イソソルビド製剤（イソソルビド）
- ビタミンB_{12}製剤（メチコバール）

精神安定を促す

- 精神安定剤：エチゾラム（デパス）
- 抗不安剤：アルプラゾラム（ソラナックス）
- SSRI剤：パロキセチン塩酸塩・塩酸セルトラリン
（パキシル・ジェイゾロフトなど）

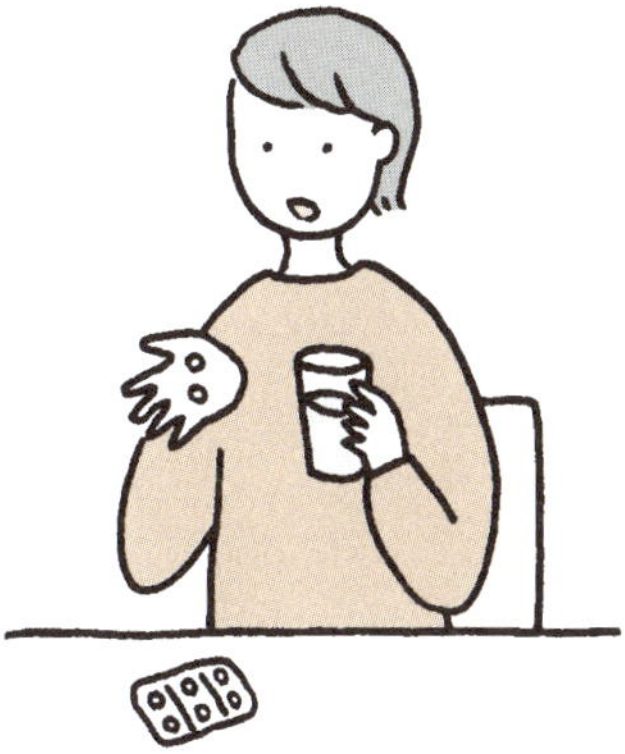

マスカー療法・TRT療法

耳鳴りを意識させない治療法

耳鳴りの治療の多くでは、耳鳴りの原因となっている病気や症状を治療・改善することで、耳鳴りの軽減や感じにくくなることを目指します。一方で、「音響療法」のように、耳鳴りの原因へのアプローチはせずに、耳鳴りから意識を遠ざける治療法もあります。

私たちのまわりには、たくさんの音があふれています。しかし、脳はそれらをすべて「音」として認知しているわけではありません。自分に必要だと思われる音だけを聞いたり、集中しているときにはあえてまわりの音を無視したりします。また、たとえ同じ音であっても、心が落ち着いていると「いい音」と感じ、イライラしているときは「うるさい」と感じるなど、まったく異なる音の認識をすることがあります。このように、私たちの脳は**その時々に合わせて、音を選択して認識したり、認識の仕方を変えたりしている**のです。

この脳の機能を活用して、**脳に耳鳴りを「気にしない音」「無視すべき音」として認識させるのが音響療法**で、代表的な治療法には「マスカー療法」と「TRT療法（耳鳴り順応療法）」があります。

マスカー療法は、1977年に考案された治療法です。患者さんの耳鳴りの音の周波数と音量を測定したうえで、その周波数に近い雑音（マスカー音）を耳鳴りが消える大きさで1日1～2時間聞きます。これにより、耳鳴りの状態が変わらなくても、マスカー音にかき消されて気にならなくなります。マスカー療法を行った約60%の患者さんに効果があるとされていますが、効果の程度には個人差があります。

ただし、現在日本製のマスカー治療器の製造が中止されており、外国製のものを使用できる医療機関も限られていることから、日本では同じ音響療法のTRT療法（74ページ）を行うことが増えています。

脳を順応させる「TRT療法（耳鳴り順応療法）」

耳鳴りは、本来は「聞かなくてもいい音」を、脳が聞いてしまっている状態といえます。その耳鳴りを不快に思うほどに、脳がその音を意識してしまい、耳鳴りが悪化するという悪循環も生じます。この悪循環を終わらせるために、**耳鳴りを意識から遠ざけるようにするのが、音響療法のひとつであるTRT療法**です。

最初に耳鳴りのしくみを理解するためのカウンセリングを受けたあとで、補聴器に似た小型治療器（TCI）を装着し、音（治療音）を聞きます。治療音は、患者さんが心地よいと感じられる音で、耳鳴りが少し聞こえる程度の音量になっています。脳が「安心して聞ける」と判断できる音と耳鳴りがいっしょに聞こえることで、耳鳴りがストレスにならないものであると脳に認識させ、耳鳴りに順応させます。なお、この脳の順応による**効果は永続する**とされています。

TRT療法は、半年から1年ほど続けることで効果を発揮します。効果の程度には個人差がありますが、欧米では7〜8割の患者さんに有効だとされています。

マスカー療法

耳鳴りに似た雑音を1~2時間聞くことで、一時的に耳鳴りが消滅したように感じる。

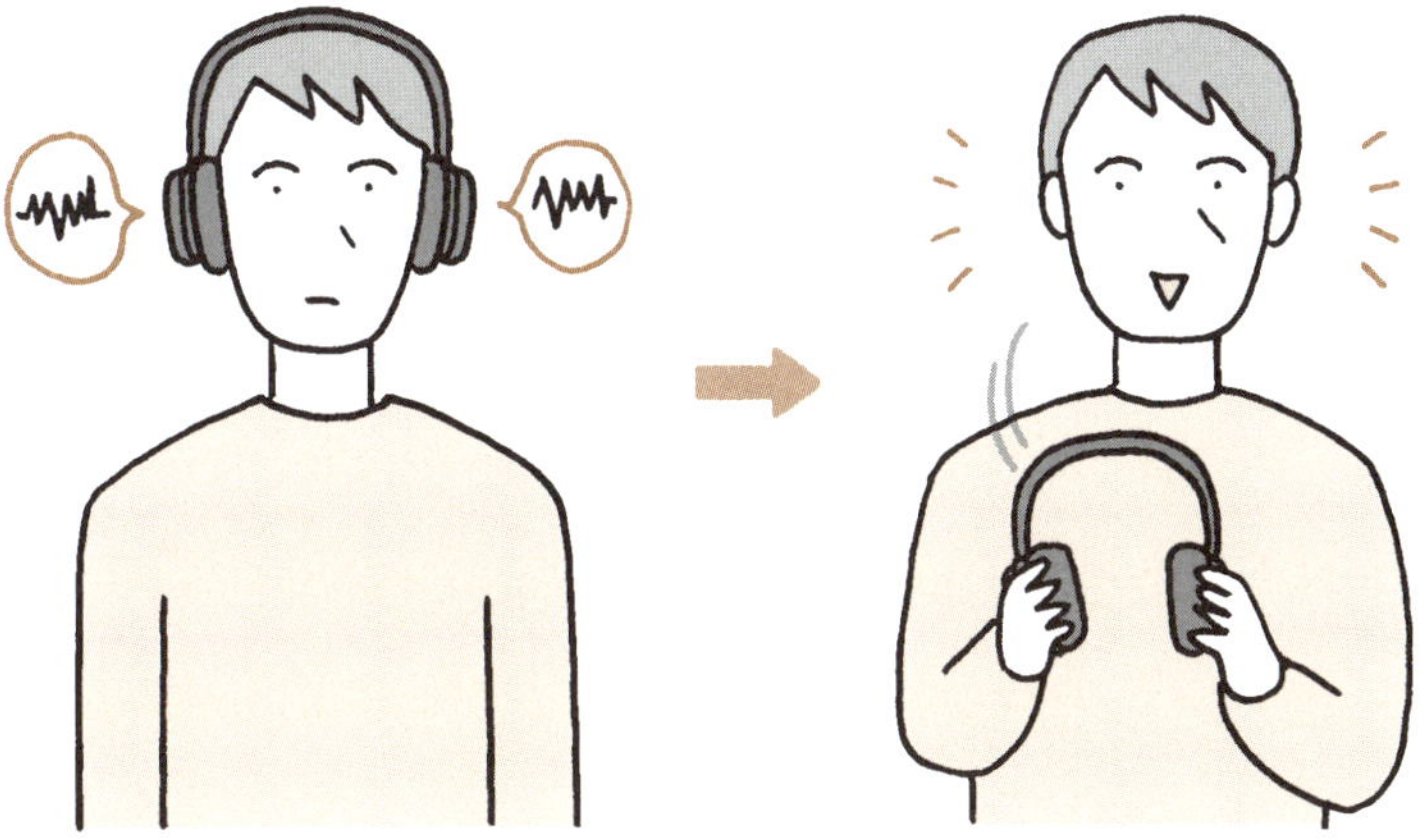

TRT療法

サウンドジェネレーターで、耳鳴りよりも少し小さい音を聞くことで、自分の耳鳴りが気にならなくなる。

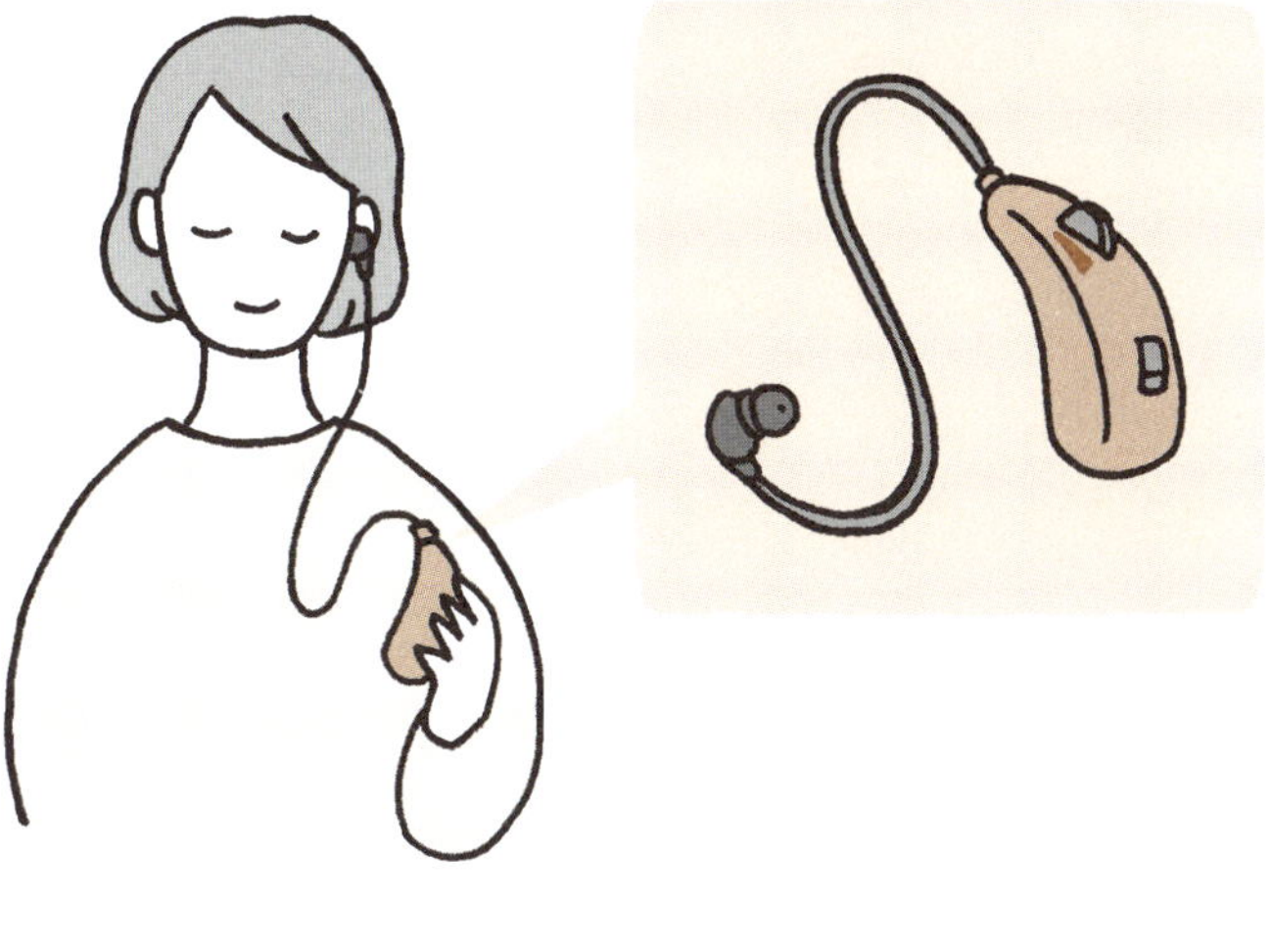

耳鳴り

治療法

認知行動療法

心理的要因の解消で耳鳴りにアプローチ

耳鳴りは心理面の影響が強い症状であるといわれています。そのため、耳鳴りには心理療法が有効であると調査・研究で認められています。

耳鳴りは耳をふさいでも聞こえ続けるうえに、逃げることもできず、**非常に強いストレスを抱えている**患者さんがほとんどです。また、耳鳴りに不安やイライラを感じてしまうほど、かえって耳鳴りを意識してしまうことから、耳鳴りが強くなり、さらに心理的に追い込まれるという悪循環も生じます。しかし、楽しいことや夢中になれることをしている間は、耳鳴りはあまり気にならないものです。つまり、**耳鳴りから注意をそらす**ことができれば、たとえ耳鳴りが完治しなくても、不安やストレスを感じずに済みます。そこで、耳鳴りに対する気のもち方や意識づけを見直し、心身のストレスを軽減することで、**耳鳴りが強くなる悪循環を断つ**ようにするのが心理療法です。

心理療法のひとつである認知行動療法は、耳鳴りだけでなく、さまざまな心の病気や依存症の治療などにも用いられています。認知行動療法の「認知」とは、物事の考え方や受け取り方のことで、それを意識的に見直し、不安になる気持ちやストレスにうまく対応できる心の状態をつくるようにします。つまり、**耳鳴りとうまく付き合いながら、よりよい生活を営む**ための療法といえます。

また、「バイオフィードバック療法」も、耳鳴りに有効な心理療法として認められています。耳鳴りで不安やストレスを感じると、筋肉に力が入り、緊張状態になります。そこで、患者さんが**意識的に緊張をゆるめる**トレーニングをすることで、不安やストレスも軽くなることを目指すものです。トレーニングでは、患者さんの体に電極を貼って筋肉の緊張を読み取り、どうすればその緊張がほぐれるのかを検討することで緊張状態をコントロールできるようにします。

耳鳴りの教育・説明をするカウンセリング

耳鳴りの治療では、カウンセリングも有効です。一般的なカウンセリングでは、患者さんの精神的な悩みを聞いたり、それに対するアドバイスをしたりするものですが、耳鳴りのカウンセリングでは、**音の聞こえるしくみや耳の構造、耳鳴りのメカニズム、治療方法など、耳鳴りの全般にわたる知識・情報について教育・説明する**ことを中心に実施します。そのため、「教育的カウンセリング」とも呼ばれます。

耳鳴りについて正しく理解していないと、「どうして耳鳴りがするのか」と不安やイライラが募って余計に耳鳴りが気になり、より大きく聞こえてしまう悪循環に陥りやすくなります。耳鳴りに強い不安を抱いてしまう根幹には、耳鳴りという症状への理解の不十分さが隠れていることがあります。そのため、カウンセリングで耳鳴りのメカニズムはもちろん、**怖い病気でないことや的確な治療をすれば改善が可能であることを説明**し、理解してもらうことが大切なのです。また、カウンセリングでは、患者さんの不安な気持ちや疑問について話してもらい、解消できるように努めます。

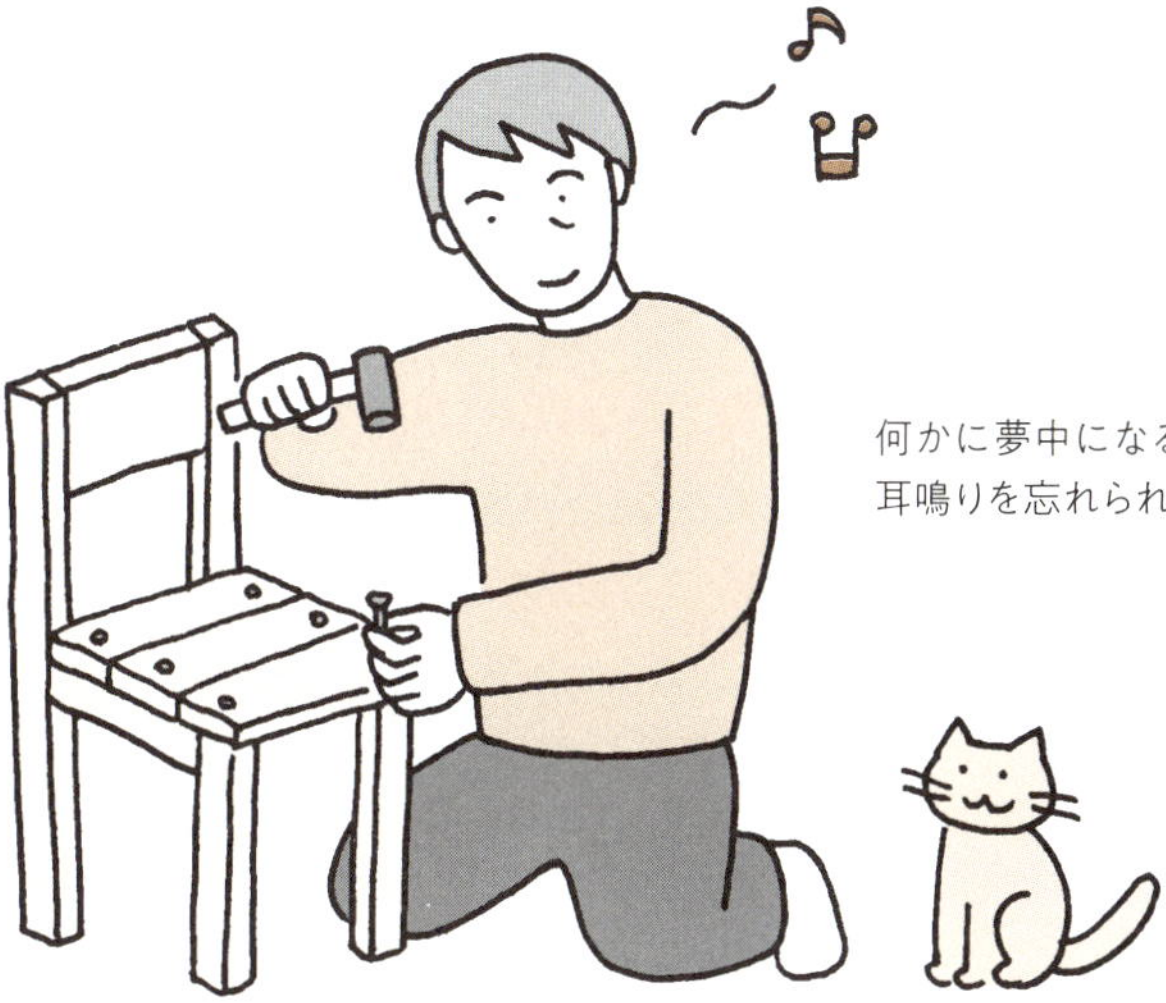

何かに夢中になると、
耳鳴りを忘れられる。

バイオフィードバック療法

血圧、脈拍、脳波などを測定し、自分の状態を知ることで、
ストレスをコントロールする。

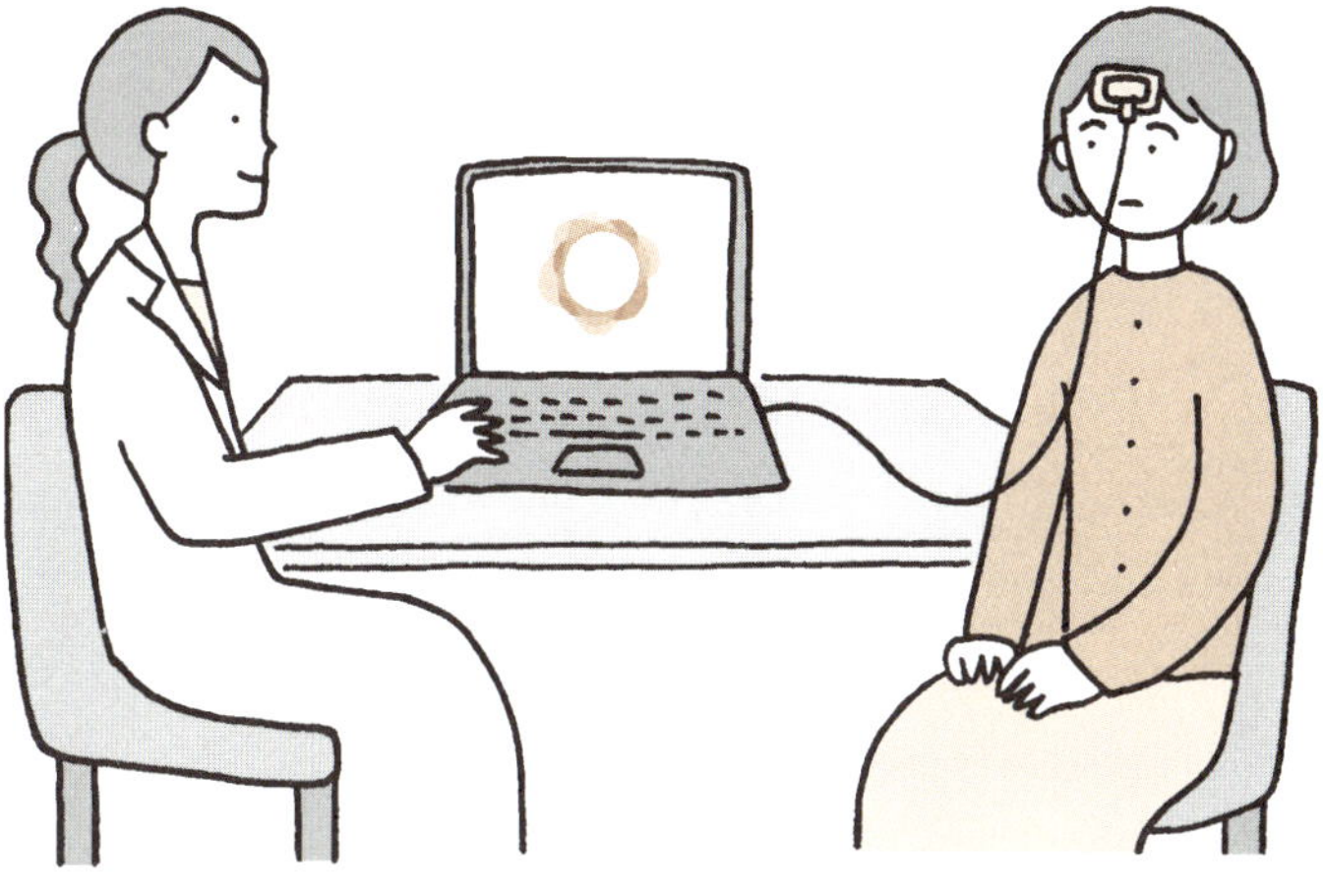

耳鳴り

治療法

補聴器療法

装用して脳に音を慣れさせる

耳鳴りや難聴を改善する治療のひとつに、補聴器を用いた「補聴器療法」があります。

一般的に、補聴器は「装用するだけで聞こえがよくなる」と思われがちですが、単に装用するだけでなく、**装用しながら音声を聞き取るトレーニングを行う**ことで、患者さんの聞こえにくくなった脳そのものを改善するための器具なのです。

難聴の状態が続くと、脳は音の刺激が減った状態に慣れてしまい、かえって難聴が進んだり、耳鳴りを引き起こす原因になったりします。そこで、聞き取りにくい周波数・音量の音を認識できるように、**補聴器を使って脳を音に慣れさせます**。これが補聴器によるトレーニング（42ページ）であり、補聴器療法です。

補聴器には、内蔵のマイクで拾った音の強弱や音域、方向などを認識し、必要な音を増幅する機能があります。これを患者さんに合わせて調整し、聞き取りにくい音域の音が大きく聞こえるようにします。

トレーニング開始時には、本来聞こえるべき音量の70％程度の大きさで音が聞こえるように補聴器を調整します。それを聞き始めると、最初の3～4日間は「うるさい」「雑音がする」と不快感を覚えることが多いようです。しかし、基本的に音を下げる調整してはいけません。これは脳が音の刺激に慣れていないためで、常に装着し続けるうちに慣れてきます。

補聴器は、眠るときや入浴時以外は常に装用してもらい、難聴の静かな状況に慣れた脳を、正常な聞き取りができる状態に戻していきます。

トレーニング初期に長い時間装着するようにすると、早めに不快感も減少し、聞こえや耳鳴りも早めに改善しやすくなります。そして**補聴器療法を3か月ほど続ければ、聞き取りに不自由がなくなる**ようになります。

補聴器の3つのタイプ

補聴器には、おもに3つのタイプがあります。なかでも、本体を耳にかけてレシーバーを耳の穴に入れる**「耳かけ型」**はもっとも一般的なタイプで、日本国内で出荷されている補聴器の6割を占めています。重度の難聴にも対応でき、機能が豊富なものが多いです。ただし、メガネやマスクのような耳にかけるものを身につけるときには、脱着時に注意が必要です。

耳の穴にはめ込んで使う**「耳穴型」**は、耳穴の形に合わせてオーダーメイドでつくるため、しっかりと装着でき、小型で目立ちにくいのが特徴です。一方で、ハウリング（大きな不快な音が響く現象）が生じやすいのがデメリットです。

本体をポケットに入れ、コードでつながったイヤホンを装着する**「ポケット型」**は、音を聞き取るためにマイク内蔵の本体を近づけることができ、ほかの2つよりも価格が安いことがメリットですが、本体が比較的大きく、コードがあるために持ち運びにやや手がかかるといったデメリットがあります。

難聴の程度

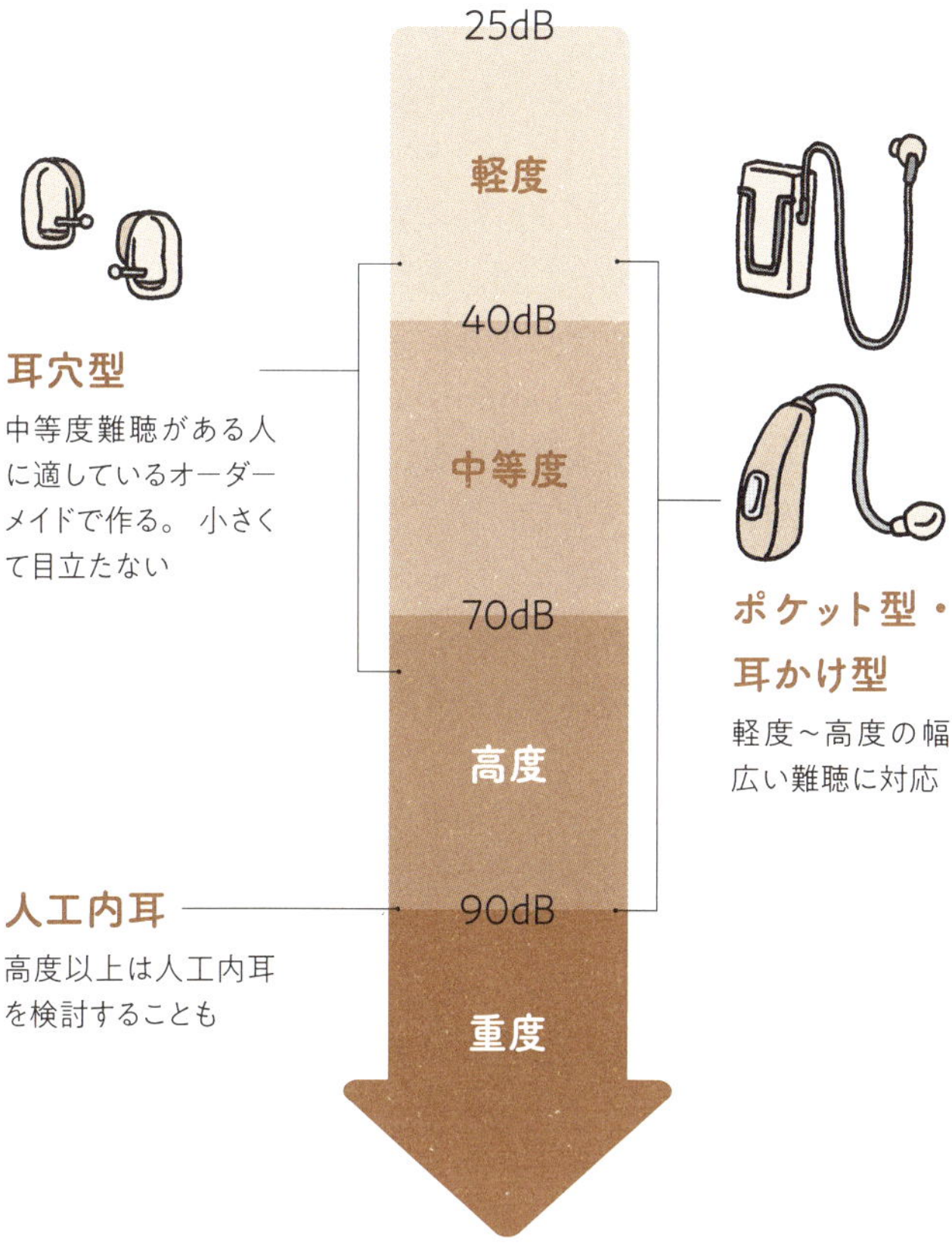
25dB
軽度
40dB
中等度
70dB
高度
90dB
重度
耳穴型
中等度難聴がある人に適しているオーダーメイドで作る。小さくて目立たない
ポケット型・耳かけ型
軽度～高度の幅広い難聴に対応
人工内耳
高度以上は人工内耳を検討することも

補聴器療法の注意点

- 1日10時間を目安に装着する
- 本来聞こえるべき音量を目指して、音は下げない
- 1～2週間に1回受診して調整する

Column

人工内耳の手術

補聴器は、聞こえにくい領域の音を増幅したうえで、内耳へと音を伝える装置であるため、結果的に音を内耳で聞き取る必要があります。そのため、内耳に大きな障害を受けた感音難聴（40ページ）の場合には、補聴器では聴力を回復できないことから、人工内耳の導入を検討することがあります。

人工内耳は、その名のとおり人工的な内耳の役割を果たす装置で、世界でもっとも普及している人工臓器のひとつです。耳や頭部につけたマイクで音を拾って電気信号に変換し、蝸牛に埋め込んだ電極から聴神経を直接刺激することで、脳に音を伝えます。

人工内耳を使用するには、蝸牛の中に電極を、側頭部に受信装置を埋め込む手術が必要です。手術後1か月が過ぎたら、実際に電気信号を流し、どれくらいの電気量で脳によって聞こえるかを確認するというリハビリを行います。個人差はあるものの、音が内耳を介さず、本来とは異なった聞こえ方になることから、さまざまな音を聞いて調整し、慣れていくリハビリが必要です。

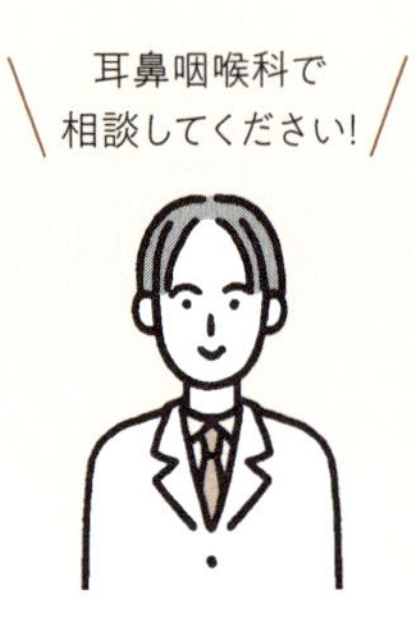

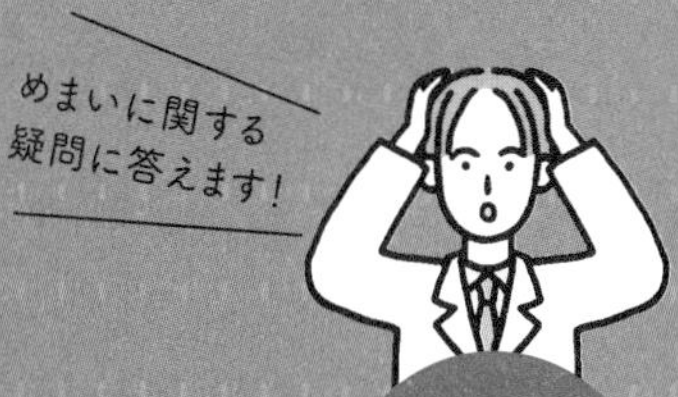

第3章

めまいのことを知る
Q&A

めまい

Q1 めまいはどうして起こるのですか？

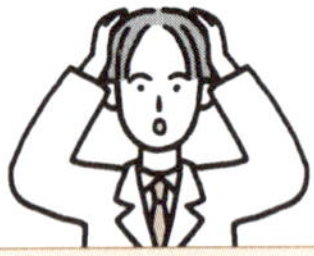

A

多くの場合、内耳にある「前庭」（三半規管と耳石器）という、平衡感覚をつかさどる部分の異常により起こります。

私たち人間は、ある程度不安定な場所でも、ひとりで立つことができます。そこには、体の傾きや回転、加速度（スピード）などを察知する「平衡感覚」という働きがかかわっています。平衡感覚は、耳（前庭覚）や目（視覚）、足などの筋肉・腱（体性感覚）から、体の傾きや動きの情報を得て、それらが脳に伝わって統合されることで、「自分の体の傾き・動きはどうなっているか」を把握することで成り立っています。脳で統合した情報は、目や手足、自律神経などに送られ、「体が傾いているから、視点を修正しよう」などと、それぞれの体の部

前庭性のめまいが起こるしくみ

目・耳・筋肉
間違った情報が届く
→ **小脳・脳幹**
情報を整理しきれないまま伝わる
→ **大脳**
体に不適切な指示が出て、めまいが起こる

位が無意識のうちにバランスをとろうと働くのです。

めまいは、この**平衡感覚が障害されることで起こる**症状です。そして、その障害が体のどの部分（領域）の問題・病気によって生じるかで、**「前庭性」と「非前庭性」**に分けられます。前庭性めまいは、平衡感覚にかかわる内耳や脳の異常によるめまい、非前庭性めまいは、それ以外の全身の状態によるめまいのことです。そして、一般的に「めまい」と呼ばれる症状は、前庭性めまいであることがほとんどです。

「前庭」とは、耳の奥（内耳）にある「三半規管」と「耳石器」で構成された、平衡感覚をつかさどる感覚器のことです。三半規管では頭部の傾きや回転などを、耳石器では加速度などを情報として感知し、前庭にある神経（前庭神経）を通して脳へと伝達します。これにより、脳が

めまいが現れる病気

- メニエール病
- 突発性難聴
- 前庭神経炎
- 良性発作性頭位めまい症
- 悪性発作性頭位めまい症
- 外リンパ瘻
- 脳梗塞

「体が傾いている」などと認知し、姿勢を変えたり眼球を動かしたりしてバランスをとろうとします。

三半規管や耳石器に異常が起こると、体の傾きなどをうまく感じ取れなくなり、感知する機能そのものにも狂いが生じるようになります。こうして起こるめまいを、前庭性めまいのなかでも**「末梢性めまい」**と呼びます。また、内耳は耳鳴りの原因となる難聴を生じさせる器官でもあるため、めまいと同時に耳鳴りが起こることも少なくありません。

また、前庭性めまいは、脳での障害によっても起こります。先述のとおり、脳には内耳や目、筋肉などで感知した体の傾きや動きの情報がすべて伝えられます。そして脳は、それらの情報をまとめることで、バランスをとるための判断を行い、体の各部位にバランスをとるため

めまいの背景因子例

- ストレス
- 疲労
- 睡眠不足
- 体質
- 加齢
- 生活習慣病
- 薬物

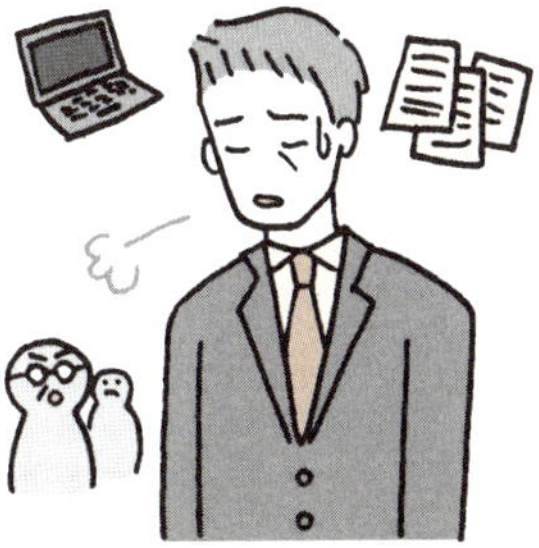

の情報を伝えます。しかし、**小脳や脳幹で脳梗塞や脳出血などが起こると、脳がバランスにかかわる情報の処理を正しく行えなくなり、めまいが生じます。**これを前庭性めまいのなかでも、「**中枢性めまい**」と呼びます。

中枢性めまいは、命の危険もある病気の症状として現れるため、めまい以外に激しい頭痛や舌のもつれ、手足のしびれなどを感じたら、すぐさま医療機関を受診する必要があります（90ページ）。

一方で非前庭性めまいは、耳や脳などの平衡感覚をつかさどる部分ではなく、全身状態の何らかの異常によって起こるめまいです。この場合、脳への血流量の減少（122～125ページ）や自律神経の不調（130ページ）、更年期障害（134ページ）、心因性（132ページ）などがめまいの引き金となります。

めまい

Q2 すぐに病院いくべきめまいを見分ける方法はありますか？

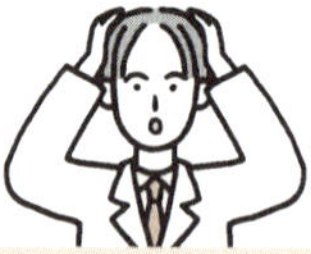

A

めまいのほかに激しい頭痛や言語障害が起こる「中枢性めまい」の場合は、すぐさま医療機関を受診しましょう。

中枢性めまいである場合は、すぐさま医療機関の救急外来や、かかりつけ医を受診してください。

中枢性めまいは、脳幹や小脳といった脳の中枢部で、何らかの障害が起こったときの症状のひとつです。脳の血管が詰まる脳梗塞や、脳の血管が破れる脳出血、脳に腫瘍ができる脳腫瘍、脳がウイルスや細菌に感染する脳炎などが、おもな原因です。いずれの場合にも、めまい以外にも**激しい頭痛や嘔吐、ものが二重に見えること、手足のしびれ、言語障害（ろれつが回らない、言葉が出てこないなど）、歩行困難（まっすぐ歩けない）**などが

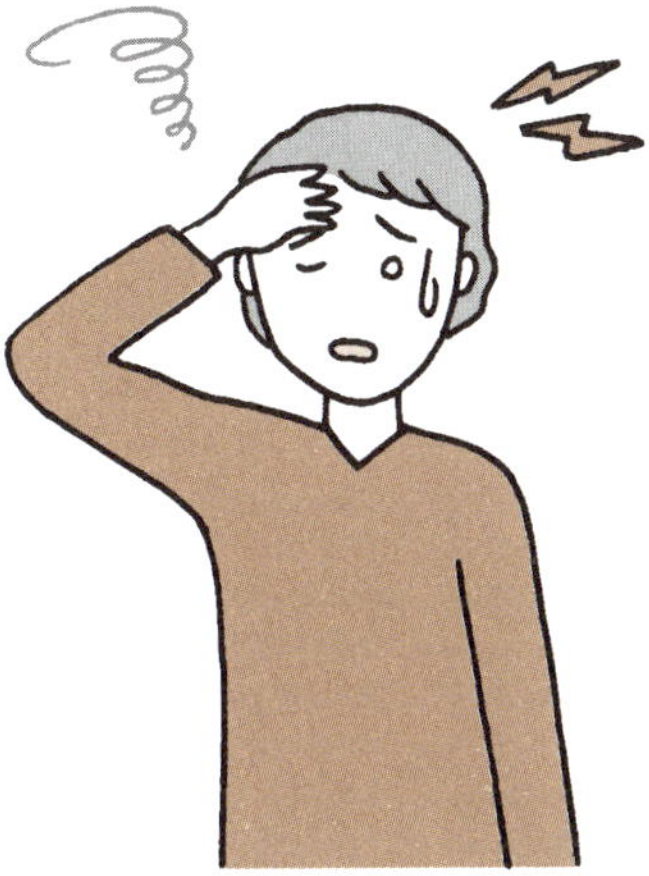

めまいがして、さらに「頭が痛い」などの症状があるときは要注意。

起こります。めまいとともにこれらの症状が見られる場合には、すぐに医療機関を受診しましょう。症状が数分から1時間のうちに治まったときにも注意が必要です。この場合、「一過性脳虚血発作《いっかせいのうきょけつほっさ》（TIA）」の可能性があります。TIAは、一時的に脳の動脈が詰まり、脳梗塞の症状が現れたものの、すぐに動脈が開いたことで血液が流れ、症状が消える現象のことです。運よく血管の詰まりが解消しただけに過ぎず、血管には障害が残ったままであるため、脳梗塞や脳出血の前触れともされています。実際、TIAは48時間以内に脳梗塞を発症しやすいとされ、90日以内に脳梗塞を発症するリスクは15～20％にもなるという報告があるほどです。たとえ症状が一時的であったとしても、その原因を確認するために、医療機関を受診するようにしましょう。

めまい

Q3 めまいについて、医師には何をどう伝えればいいのでしょうか。

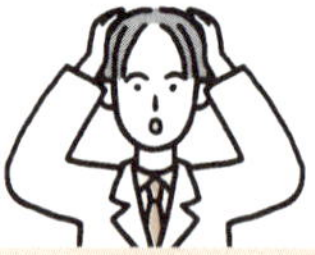

A

めまいのタイプや、めまいが起こるタイミングなど、めまいにかかわる情報を事前にまとめ、伝えるようにしましょう。

医師には、「**どんなめまいであるか**」「**いつから生じているか**」「**発作の頻度・持続時間**」「**めまいが起こるきっかけ**」「**ほかに起こっている症状**」といった情報を伝えるようにしましょう。これらの情報から、患者さんのめまいの原因となっている病気をある程度推測でき、診察や検査をスムーズに進めることができます。

ただし、めまいは目に見える症状ではなく、しかも患者さん本人にしか感じられないものです。そのため、自分以外の人にその詳細を伝えるのは容易ではありません。そこで受診前に、自分のめまいの状態を簡単にメモしておくなどして、まとめておきましょう。

「どんなめまいであるか」については、まずはめまいのタイプ（8ページ）を伝えましょう。**グルグルと回る「回転性」、フワフワとする「浮動性」、グラグラする「動揺性」**のいずれかで説明します。この3タイプが混じっている場合には、「グルグルが多く、ときどきフワフワ」といったように説明します。

「めまいが起こるきっかけ」については、**「立ち上がったとき」**や**「蛍光灯の光を見たとき」**など、具体的な状況を説明するようにします。また、「ほかに起こっている症状」については、めまいと同時に起こるほかの症状について伝えます。激しい頭痛や、言語障害・運動障害といった神経症状とともに起こるめまいは、治療に一刻を争う中枢性めまい（90ページ）の可能性もあります。正しい診断・治療を行うためにも、どんな症状がどんなタイミング・強さで起こるかをくわしく伝えてください。

ほかにも、既往歴や服薬中の薬、めまいが起こるようになった直近の変化（生活・仕事での変化や、ストレスや疲労、睡眠不足などがあるかどうか、新しく飲み始めたサプリメントはないか、など）も伝えるようにしましょう。

めまい

Q4 めまいについて、病院ではどんな検査をするのですか？

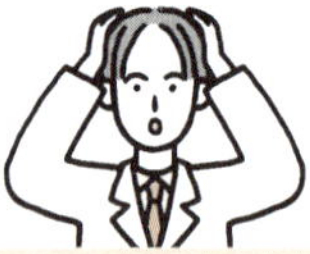

A

めまいの状態や原因の確認のため、目の動きを見る「眼振検査」や、平衡感覚を確認する「平衡機能検査」を行います。

めまいで医療機関を受診した際には、その原因となっている部位や病気を特定するために、まずは症状についての問診や耳の中の視診を行います。その後、めまいの症状を確認するための、次のような検査を行います。

①眼《がん》振《しん》検《けん》査《さ》

たとえば頭が右に動くと、視線のブレをなくそうとして、眼球は無意識に反対側の左に動きます。これは、眼球が体の動きに合わせてバランスをとるという、平衡感覚にかかわる器官であるためです。そして、平衡感覚に異常が生じ、めまいが起こっている状態でも、眼球はバランスをとろうとして振り子のように動きます。この症状を「眼振」といい、**眼振の状態でめまいの症状を確認**する検査が、「眼振検査」です。

なお、おもな眼球検査は、次の2種類です。

● **注視眼振検査**《ちゅうしがんしんけんさ》…物を注視したときに眼振が生じるかを調べる検査です。頭を動かさずに視点を上下左右に動かし、眼振があるかどうかを確認します。

● **非注視眼振検査**《ひちゅうしがんしんけんさ》…物を注視しないときに眼振が生じるかを調べる検査で、目の焦点が合わないように、凸レンズがついた「フレンツェル眼鏡」を装着して行います。

この検査では、仰向けに寝て、頭を正面、左右に動かし、眼球の動きを見る「頭位眼振検査」と、座位（座った状態）と懸垂頭位（頭を下げて仰向けになる）をくり返したときの眼球の動きを見る「頭位変換眼振検査」があります。

②平衡《へいこう》機《き》能《のう》検査《けんさ》

めまいが起きると、まっすぐ立っていられなかったり、歩いても左右にふらついたりします。「平衡機能検査」は、**実際に体を動かすことで体の揺れを確認**し、めまいの原因を探る検査です。足裏による圧力を感知する「重心動揺計《じゅうしんどうようけい》」の上に、目を開けた状態と閉じた状態それぞれで1分ずつ直立し、**動揺の有無やその程度、ゆれる傾向、そして開眼と閉眼での差などを確認**します。

③そのほかの検査

めまいの原因はいくつも考えられるため、さまざまな検査が行われます。めまいは、耳鳴りや難聴とともに現れることが多いことから、**耳鳴りの検査（36ページ）や聞こえの検査（40ページ）**を行うことがあります。また、脳神経系に異常がないかを確認するために、**舌や声帯の麻痺の有無を調べる診察・検査や、ＣＴ検査やＭＲＩ検査**などの画像検査を行います。

めまいの検査

① 眼振検査

- 注視眼振検査
- 非注視眼振検査…頭位眼振検査、頭位変換眼振検査

② 平衡機能検査

- 重心動揺検査
- 足踏み検査
- 歩行検査
- 遮眼書字《しゃがんしょじ》検査
- 両足直立検査
- 単足直立検査
- マン検査

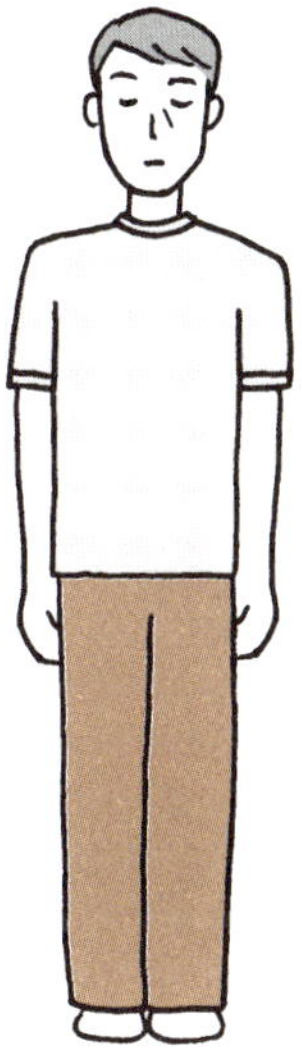

両足直立検査
偏りや立ち直りがわかる検査。目を開けた状態、閉じた状態で30秒~1分間直立する。

③ そのほかの検査

- 聞こえの検査
- 内科的検査
- 画像検査
- 自律神経の検査　など

めまい

Q5 乗り物酔いはめまいの一種と聞きましたが、本当ですか？

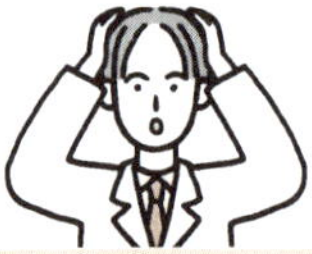

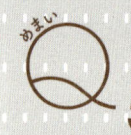

A

本当です。乗り物酔いもめまいと同様に、バランスにかかわる情報の脳への伝達に狂いが生じることで起こります。

　めまいは、平衡感覚に異常が起きている状態です。一般的なめまいは、平衡感覚をつかさどる前庭（三半規管と耳石器）や脳などの機能に異常があり、自分の体の位置や動きなどの、平衡感覚のための情報を正しくつかめなかったり、その情報に対応できなかったりするために生じます。

　しかし、たとえ体の機能に異常のない健康な人でも、平衡感覚にかかわる情報伝達に異常が起これば、めまいを起こしてしまいます。**乗り物酔いは、まさにこの「平衡感覚にかかわる情報伝達の異常」で生じる**ことからめ

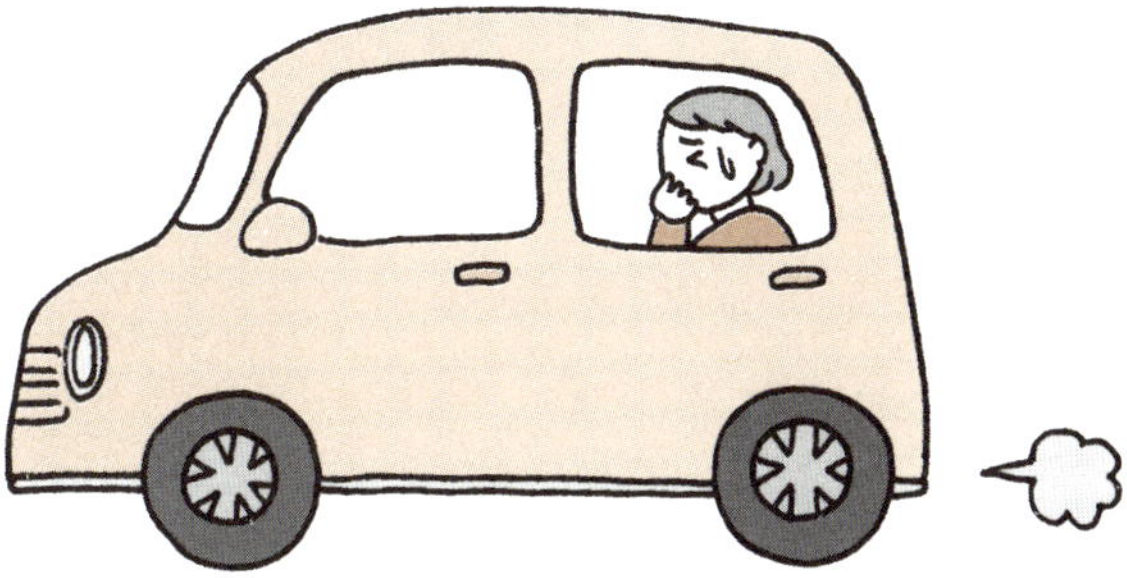

乗り物酔いは視覚からの情報と体の情報にズレが生じて起こるめまいの一種。

まいのひとつとされ、「動揺病《どうようびょう》」とも呼ばれています。

車や電車などの乗り物は、まっすぐに一定速度で進むことはなく、スピードが不規則に変化し、発車・停車および右折・左折のくり返しなどが頻繁に起こります。動きの変化のたびに、体のバランスにかかわる動きの情報が脳に伝わるため、情報過剰の状態になります。さらに、動く乗り物の中にいると、乗り物（と乗っている自分）が動いているにもかかわらず、風景だけが動いているように感じたりすることがあります。こういった目から入る情報と、三半規管と耳石器でとらえた体の情報とにズレが生じ、脳には体の動きが異常なものとして伝わります。それが原因で、脳から出るバランスをとるための指令までもが乱れ、自律神経の働きに影響し、めまいや吐き気などの乗り物酔いの症状が生じてしまうのです。

めまい

Q6

めまいでは、どの診療科を受診すればいいのでしょうか？

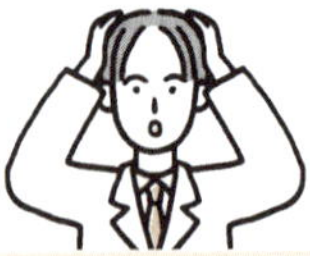

A

めまいの多くは、内耳の障害が原因であることが多いものです。迷った場合には、まずは耳鼻科を受診してみましょう。

めまいが症状として出ている場合、内耳（前庭）で生じた何からの障害が原因であることがほとんどですので、どの診療科を受診すべきか迷ったときには、まずは耳鼻咽喉科のクリニックや耳鼻咽喉科のある病院に行くようにしましょう。

最近は、「めまい外来」や「めまいセンター」といった専門外来が設けられていることもあります。また、めまいの専門知識や、基本的な診療技術をもつ**「めまい相談医」のいる医療機関**を選んでもいいでしょう。めまい相談医は、日本めまい平衡医学会のホームページで検索

めまいで受診するなら

- 耳鼻咽喉科
- めまい外来
- 脳神経内科

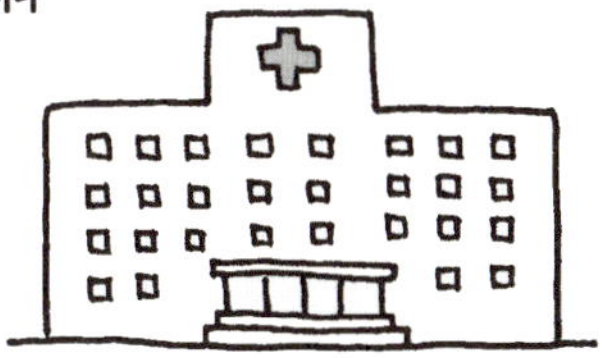

ができますので、受診の参考にしてください。

ただし、めまいだけでなく、激しい頭痛や手足のしびれ、歩行障害、言語障害といった、脳から神経に至るまでが侵されたような神経症状が見られる場合には、脳の病気が生じている可能性があるため、すぐさま脳神経外科や脳神経内科を受診しましょう。脳の病気は、治療に一刻を争うこともあります。また、一度症状が消えたとしても、それは症状の一時的な緩和（一過性脳虚血発作・91ページ）である場合もありますので、すみやかに医療機関を受診してください。

なお、めまいが血圧や不整脈、貧血などが原因と考えられる場合には、循環器内科などでの診察が、精神的なストレスが原因と思われる場合には、精神科や心療内科での診察が必要になります。

めまい

Q7 めまいが起きたらどうすればいいのでしょうか？

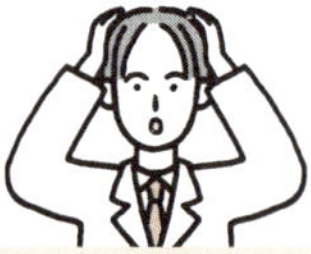

A

イスなどに腰かけ、症状が落ち着くまで安静にしましょう。外出先では、安全な場所で回復するまで待ちましょう。

激しい頭痛や手足のしびれなどがないめまいは、命にかかわることはほとんどありません。**しばらく休めば治まりますので、落ち着いて対処しましょう。**

めまいが起こった際に、もっとも危険なのはふらついて転倒することです。大けがのもとにもなるので、四つん這いでゆっくりと移動し、イスなどに座ります。一定の姿勢を保っていれば、めまいは次第に落ち着きます。移動できない場合には、無理に動かず、めまいが落ち着くまでその場にしゃがみ込むほうが安全です。

目や耳からの刺激で、症状が悪化することがあります。

めまいが起きたときは

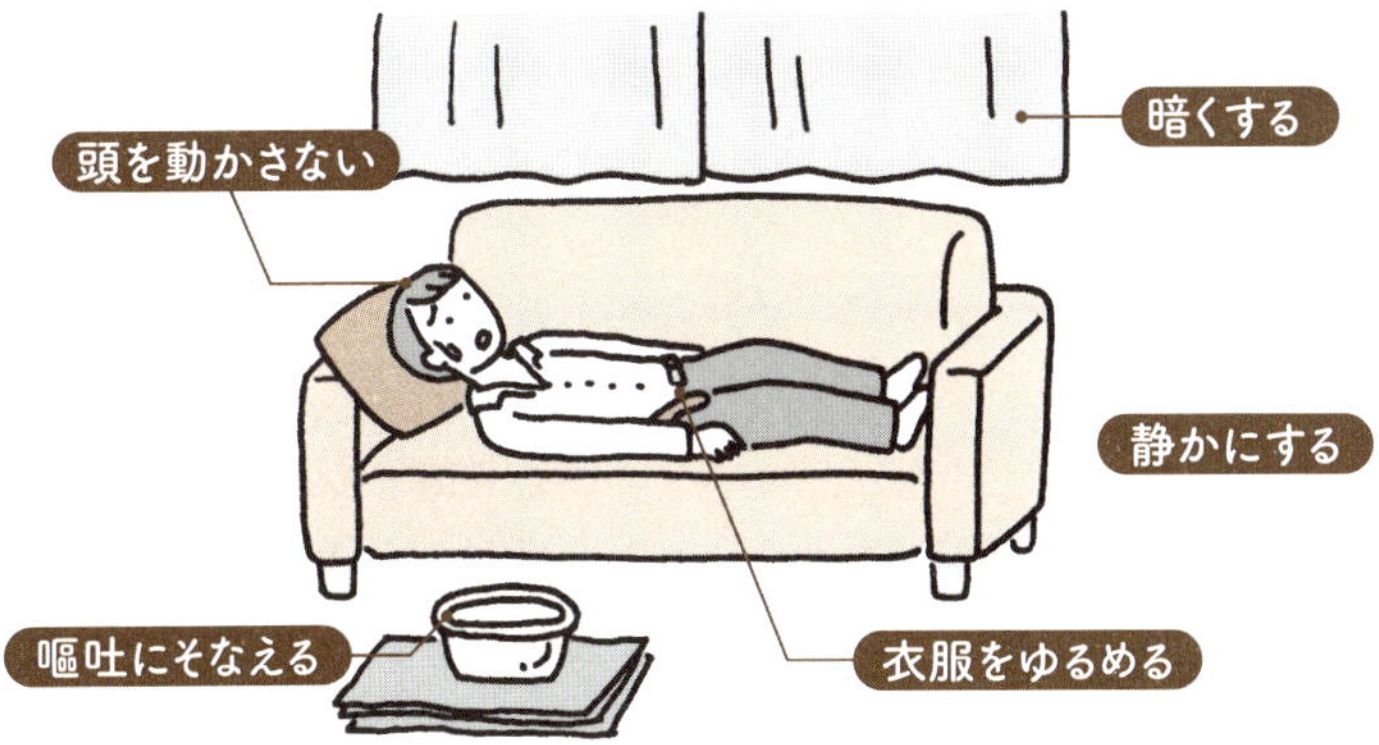
暗くする
頭を動かさない
静かにする
嘔吐にそなえる
衣服をゆるめる

そのため、静かな暗い場所で休むようにします。あまり頭は動かさず、衣服をゆるめて横たわり、安静にしましょう。目を閉じるとかえってめまいがひどくなることがありますので、一点を見つめるようにしてください。

外出先でめまいが起こったら、路上であれば車が来ない場所へ、駅のホームであれば、ホームの中央へと移動しましょう。車の運転中である場合は、あわてず路肩に駐車し、落ち着くのを待ちましょう。めまいの発作を抑える薬が処方されているならば、外出時には必ず携帯し、発作が起きたときには服用して安静にします。

発作がいつもよりも激しい場合や、ほかの症状が強い場合、そして安静にしていてもめまいが治まらない場合には、救急車を呼ぶか、かかりつけの医療機関に連絡するなどして、医師の指示や診断を受けてください。

Column

難聴外来・耳鳴り外来・めまい外来

耳鳴りや難聴、めまいの症状を訴える患者さんは、年々増加傾向にあります。これらの症状の原因は、加齢や病気、ストレス、過労、ヘッドホン・イヤホンでの音の聞きすぎなど、多岐にわたるほか、原因がはっきりしない場合もあり、根本治療ができず対処療法でやり過ごしている患者さんも少なくありません。そのため、「一生治らないのではないか」「このまま悪化し続けたらどうしよう」と不安を抱くことで、かえって症状が悪化したり、治療をあきらめてしまったりする患者さんもいるほどです。

近年、そんな患者さんのつらさを解消しようと、それぞれの症状に焦点を当てた「耳鳴り外来」「難聴外来」「めまい外来」などの専門外来を設けている医療機関が増えています。それぞれの専門外来では、専門知識をもつ医師が担当したり、最新の検査機器を利用したりすることで、患者さんの症状を細かく把握して原因究明を行うことができます。

さらに、補聴器の必要性や効果を評価する「補聴器外来」や、脳神経系の障害によって生じためまいなどに対応する「神経耳科」といった専門的な診療科もあります。また、高齢化社会が進むのに合わせて、加齢性難聴（60ページ）に対応する診療科を設ける医療機関も増えています。

耳鳴りや難聴、めまいの症状に悩んでいる場合や、治療を受けてもあまり改善が見られない場合には、受診先およびセカンドオピニオンとして、これらの専門の診療科を選んでみてもいいでしょう。

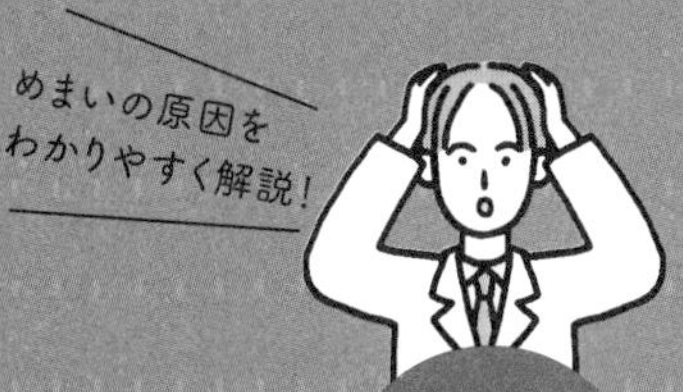

第4章

めまいの原因となる病気と治療

めまいの一般的な回復経過

回復段階は3つに分けられる

めまいが起こってすぐの「**急性期**」は、**症状がもっとも激しく現れる時期**です。目の前がグルグル回ったり、体がふらついたりして立っていられず、吐き気・嘔吐が生じます。1~2時間で症状が緩和すれば、一過性のめまいであると判断できますが、激しい頭痛や言語障害などの神経症状がある場合には、中枢性めまい（90ページ）の可能性もあります。この場合は、すぐさま救急外来やかかりつけ医を受診しましょう。

急性期の激しいめまいが落ち着くと、**しだいに緩和していく**「**亜急性期**」に入ります。めまいの発症から1週間~1か月ほどのこの時期に注意したいのが、めまいが突発性難聴（52ページ）の症状であるかどうかです。突発性難聴は発症後1週間以内に治療を開始することが重要であるため、左右の耳で聞こえ方に違いがないかをイヤホ

めまいの経過

急性期	→	亜急性期	→	慢性期
発症から1~2時間		発症から1週間~1か月		発症から数か月続く場合

ンなどで確認し、異常がある場合にはすぐさま耳鼻咽喉科を受診しましょう。

多くのめまいは、亜急性期を経て、自然と症状が治まります。しかし、平衡感覚の機能が回復しなかった場合や、めまいに対する不安が強い場合には、**発症から数か月経過してもめまいが続く「慢性期」**に入ることがあります。

平衡感覚の機能が回復しないのには、前庭などの障害そのものが改善しない場合と、その異常を補う「代償」という機能がうまく働かない（末梢前庭障害代償不全・120ページ）場合があります。いずれの場合でも、前庭リハビリテーション（170〜173ページ）を行い、平衡感覚を取り戻せるようにします。また、めまいに対する不安の強さなど、心理的な原因が考えられる場合には、抗うつ剤や抗不安薬を服用したりすることで、めまいの悪化を防ぎ、状態を改善させるようにします。

めまい

病名

良性発作性頭位めまい症

一定の頭位で発生する良性のめまい

「良性発作性頭位めまい症（BPPV）」は、頭を一定の位置（頭位）にすることで、めまいが生じる病気のことです。起床時などの頭を持ち上げたときや、寝返りをうって頭を動かしたときなどに誘発されることが多く、めまいのタイプとしては回転性（8ページ）です。めまいの持続時間は数秒から数10秒で、長くても数分で治まります。耳鳴りや聞こえの悪さなどの耳症状も起こらず、**めまいの原因の4割を占めるもっとも多い病気**です。

BPPVの原因は、三半規管の中に、カルシウムの結晶である「耳石」が紛れ込むことです。三半規管は耳石器とともに、内耳で平衡感覚をつかさどる感覚器「前庭」

を構成しており、耳石は本来、耳石器の上に固定されています。耳石器は水平な皿のような形をしていることから、仰向けに寝たりすると、耳石器が垂直になり、その表面から耳石が剥がれ落ちて、後ろ側にある三半規管へと入り込んでしまいます。この状態で頭を上げると、三半規管へと入り込んだ耳石が動くことから、めまいが引き起こされるのです。

耳石がなぜ剥がれるのかについては、はっきりとわかっていません。しかし、BPPVは骨粗鬆症《こつそしょうしょう》の人に多いこと、そして骨量が減りやすい60～70代の女性に多く見られることから、体内のカルシウムに関係していると考えられています。

このように、BPPVになりやすい人には傾向があるものの、だれしもがなり得る病気です。**全世界の人のうち3割は、一生に一度はBPPVになる**ともいわれており、めまいの病気全体では、患者さんの2人に1人がBPPVであるという報告もあります。なお、BPPVは病名に「良性」とついているとおり、1か月ほどで自然に治り、後遺症も残らないのが特徴です。しかし、患者さんの3分の1から4分の1は何回もBPPVになり、めまいをくり返すといわれています。

良性発作性頭位めまい症が起こるしくみ

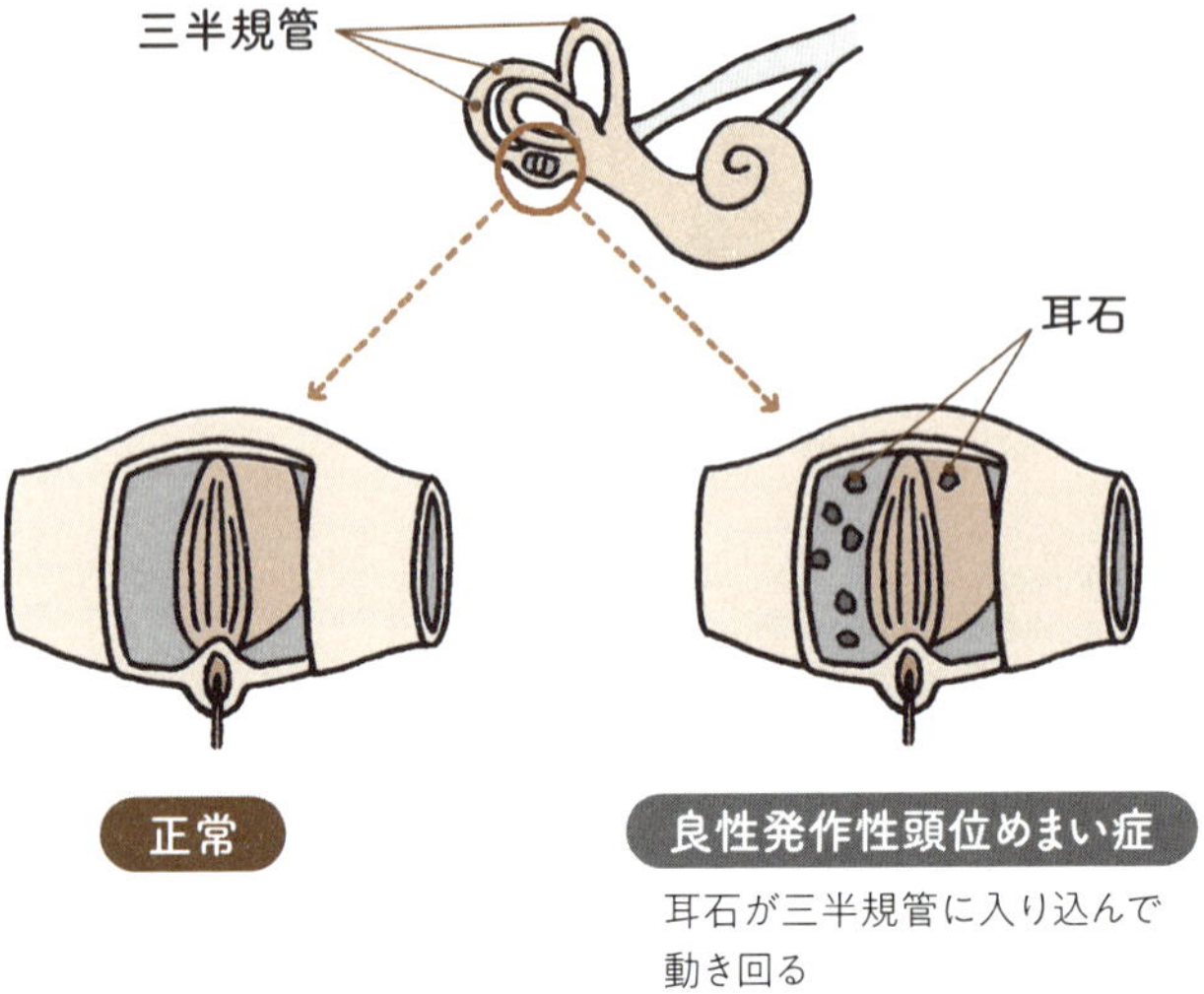

耳石が三半規管に入り込んで動き回る

良性発作性頭位めまい症（BPPV）の検査・治療法

BPPVは、眼振検査（94ページ）で眼振の状態を確認したうえで診断が行われます。また、耳症状がないことが特徴であるため、突発性難聴（52ページ）やメニエール病（112ページ）などと見分けるために、聴力検査（40ページ）で難聴の有無を確認します。

BPPVは自然と改善することが多い症状ですが、めまいの発作が頻発し、それによって生活に支障をきたしている場合は、三半規管から耳石を取り除く体操である

良性発作性頭位めまい症の症状

いつ	起き上がったり、寝転んだとき
どんな症状	激しい回転性のめまい。眼振がある
その他の特徴	体勢をもとに戻すと治る。 耳鳴りや難聴はない

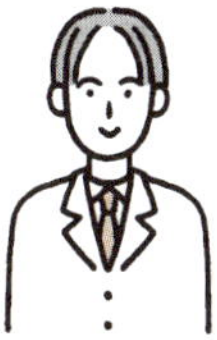
目薬をさしたり、うがいをしたりなど、上を向くときにもめまいが起こりやすいです

「エプレイ法」（162ページ）を行うようにします。これは、三半規管に入り込んだ**耳石を外へと出し、耳石器へと戻す**ためのものです。また、吐き気などの症状が強いときには、対症療法として抗めまい薬や吐き気止めなどを用いた薬物治療を行います。

1年以上再発をくり返し、眼振が治まらないなどの症状がある場合には、剥がれた耳石が入らないように三半規管を遮断する手術である「半規管遮断術」を検討することもあります。

めまい

病名

メニエール病

内耳がむくんで生じる激しいめまい

「メニエール病」は、内耳にリンパ液がたまる「内リンパ水腫」によって、**めまいや片側の耳鳴り、聴力の低下（難聴）、耳の閉塞感などの症状**を引き起こす病気です。多くの場合、耳の閉塞感や耳鳴り、難聴などが突然生じ、そのあとでめまいが起こります。めまいのタイプは激しい回転性で、目がグルグル回るような状態が10分～数時間ほど続くことが多く、吐き気や嘔吐も生じます。いったん発作が治まったとしても、**くり返し起こることが多く、そのたびに症状が重くなっていきます**。

めまいのほかの症状としては難聴が現れやすく、低い音が聞こえにくくなるのが特徴で、発作をくり返して症状が進行すると、高い音の聞き取りも難しくなります。

内リンパ水腫は、簡単にいうと、内耳がむくんで水ぶくれのようになった状態のことです。三半規管の内部は、「内リンパ」と「外リンパ」という2種類のリンパ液で満たされており、ふだん両者が混ざり合うことはありません。また、内リンパは、平衡感覚を感知する働きや、振動として伝わった音を電子信号に変える働きをしたあとで、内耳の中で吸収されます。しかし、何らかの原因でこの吸収がうまくいかなくなったり、内リンパが過剰に生成されたりすると、リンパ液量が増加して内リンパ水腫を発症します。リンパ液がさらに増えると、内リンパと外リンパを隔てる「ライスネル膜」を圧迫し、耳の詰まり感や軽い難聴などの症状を引き起こします。そして、よりリンパ液が溜まり、圧迫が強くなると、ライスネル膜は破れ、成分の異なる内リンパと外リンパが混ざってしまい、激しいめまいや耳の諸症状を引き起こすのです。

メニエール病は**30〜50代で発症することが多く、男性よりも女性に多い**ことがわかっています。また、ストレスや過労が発症の要因と考えられており、まじめな性格の人がなりやすいという特徴もあります。造影ＭＲＩで、難聴のある耳に内リンパ水腫が認められることで確定診断されます。

メニエール病が起こるしくみ

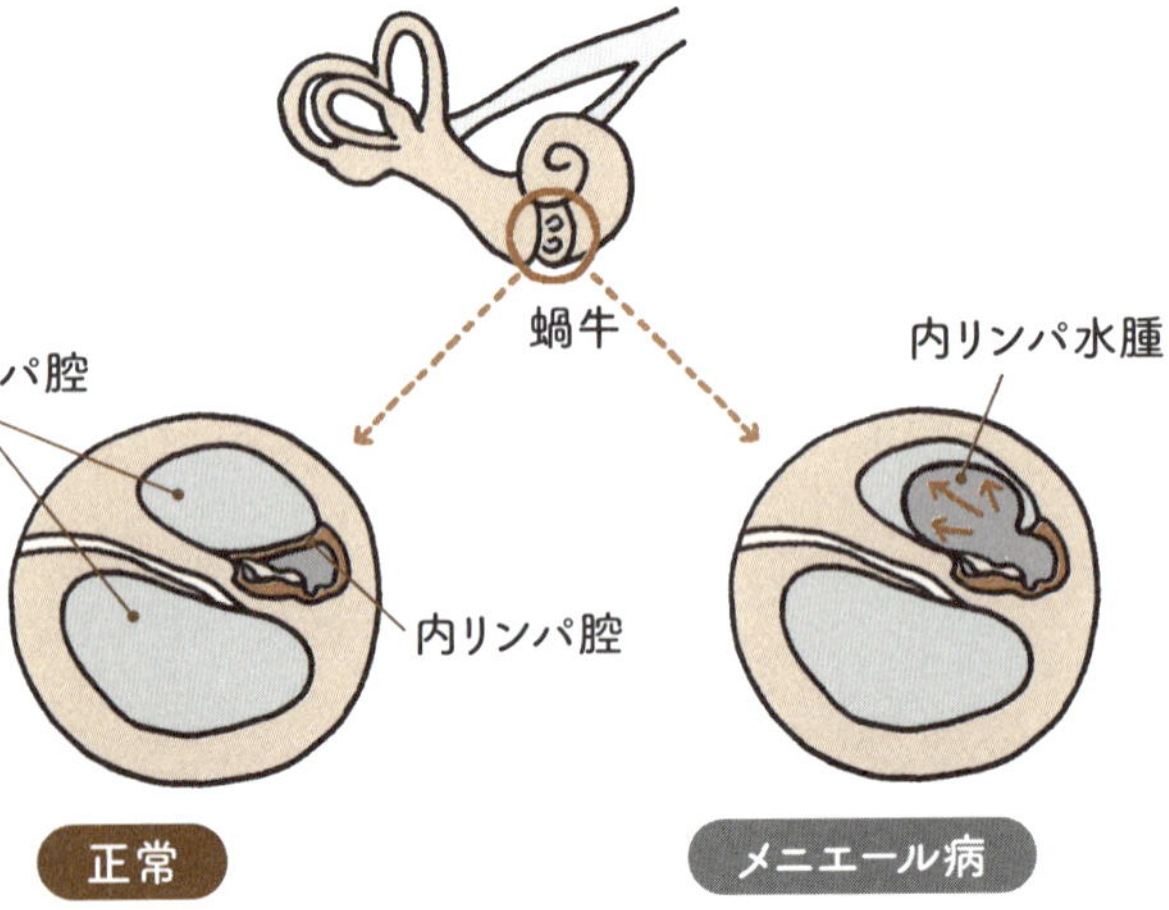

内リンパ水腫が発生し、 内リンパと外リンパが混ざってしまう。

メニエール病の検査・治療法

メニエール病の検査としては、聴力検査（40ページ）や眼振検査（94ページ）のほかに、内リンパ水腫が発生しているかどうかを確認する造影MRI検査を行うこともあります。造影剤を注射して4時間後にMRIを撮影し、蝸牛内に内リンパ腫があるか調べます。

治療では、症状を抑える薬や、内リンパ水腫を改善するための薬などを用いた薬物療法が行われます。**前者の場合、めまいを抑える抗めまい薬や吐き気止め、自律神経調節薬**などが処方されます。後者では、**利**

メニエール病の症状

いつ	前触れなく突然起こる
どんな症状	回転性のめまいが数時間。 治まるまで時間がかかることも
その他の特徴	耳鳴り、難聴、吐き気なども起こる

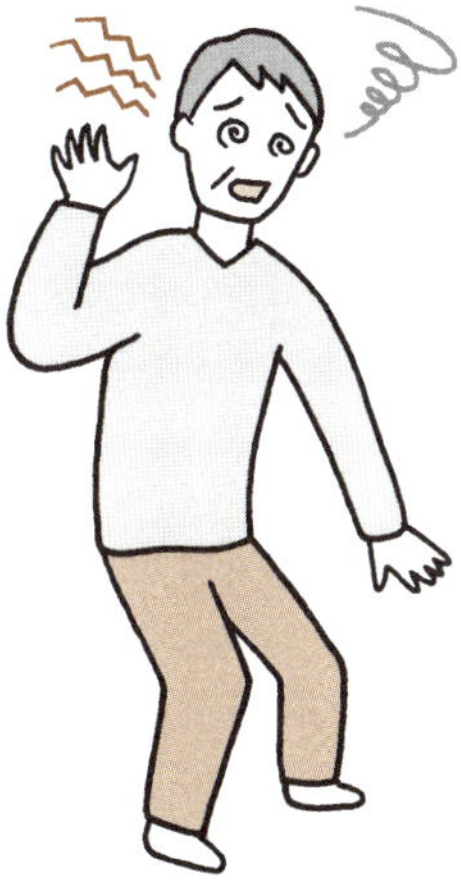

片耳に耳鳴りがし、頭がぐるぐるまわるめまいがする。

尿剤やステロイド薬を用います。また、発症にはストレスや過労がかかわっているため、**十分な休息や睡眠をとったり、有酸素運動**をしたりするよう、生活習慣を改善します。

なお、薬物療法でも改善が見られない場合は、鼓膜に穴をあけて薬剤を直接注入する「鼓室内注入術」や、手術を検討することがあります。手術の方法で代表的なのは、内耳のリンパ液が溜まる部位を切開する「内リンパ嚢《のう》開放術」です。

病名《めまい》

加齢性めまい

加齢とともに生じやすくなるめまい

「加齢性めまい」は、加齢にともなってめまいが生じる病気です。三半規管や耳石器など、平衡感覚をつかさどる**前庭の働きは、年齢を重ねるほど低下**します。70歳以上の症例においては、耳石器で25％、三半規管で40％もの細胞が減少するうえ、耳石器では耳石の減少やその形態の変化も起こり、めまいが起こりやすくなります。

加齢で機能が低下するのは、耳だけではありません。平衡感覚にかかわる目や脳、足腰の機能も低下しやすくなります。つまり、体の揺れや動きを感知する機能がいくつも低下することで、めまいを起こしやすくなるのです。

高齢者がめまいで転倒して骨折すると、寝たきりになるリスクもあります。また、

加齢性めまいは原因が複雑

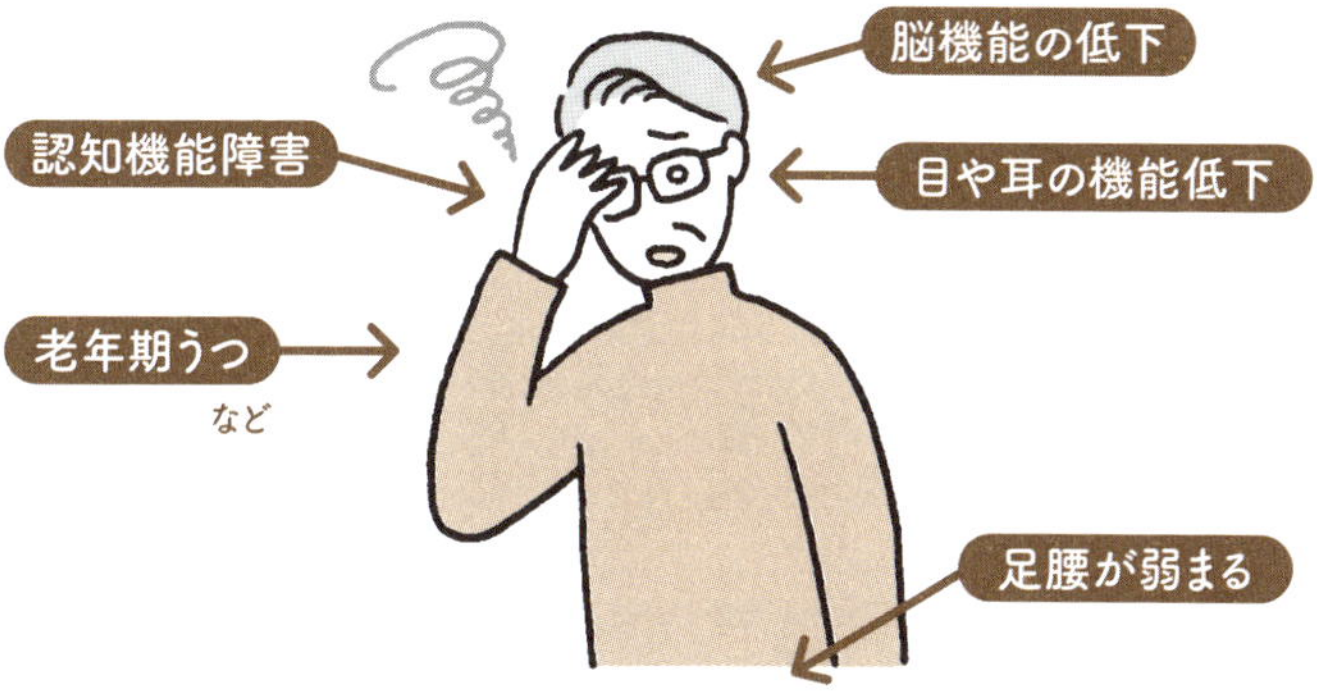
脳機能の低下
認知機能障害
目や耳の機能低下
老年期うつ
など
足腰が弱まる

めまいでまわりの人に迷惑をかけた経験をすると、「いつ起こるかわからない」と考え、外出がおっくうになり、社会とのかかわりが減ってしまいます。社会からの孤立は、認知症の大きな要因でもあるため、**高齢者の健康的な生活には平衡機能の維持が欠かせません**。

しかし先述のとおり、加齢性めまいは前庭の細胞の喪失が最大の原因であるため、改善は非常に困難です。一方で、前庭の機能が低下したとしても、脳などがその機能を補う「代償」（120ページ）というしくみが、私たち人間には備わっています。また、代償のしくみが加齢によって衰えたとしても、代償をスムーズに働かせるようにする、前庭リハビリテーション（170～173ページ）を行えば、高齢者でも平衡感覚を取り戻せるようになります。

めまい

病名

前庭神経炎

前庭神経の炎症で激しいめまいが発生

前庭神経は、前庭（三半規管と耳石器）に分散している感覚神経です。「前庭神経炎」は、この前庭神経に炎症が起こり、めまいが生じる病気です。突発的に激しい回転性めまいや吐き気が生じ、吐き気・嘔吐や眼振をともないます。

めまいの症状が非常に強く現れるため、救急車で搬送されたり、入院治療をしたりする人が多く見られます。

めまいの強さとともに、前庭神経炎の特徴といえるのは、メニエール病をはじめとした、ほかの回転性めまいを引き起こす病気とは異なり、耳鳴りや聴力低下（難聴）などの耳症状はともなわないことです。そのため、眼振検査（94ページ）では眼振が

前庭神経炎の症状

いつ	風邪の症状があったとき
どんな症状	激しい回転性のめまい
その他の特徴	耳鳴りや難聴はないが、 吐き気や嘔吐があることも

認められながらも、聴力検査（40ページ）では異常が見られないことが特徴です。前庭神経炎では**めまいや吐き気が改善しにくく、数日間は強いめまいが続き、その後もふらつきなどの症状が数か月続くことがあります。**

原因ははっきりとわかっていませんが、**発症前に風邪症状が現れる人が多い**ことから、前庭神経がウイルス感染し、炎症を起こしていると考えられています。

治療は、対症療法が中心となります。激しい回転性めまいがあるときは安静にし、抗めまい薬や吐き気を抑える薬などによる薬物療法や、嘔吐で奪われた水分を補うための点滴などの治療を行います。また、発症してすぐにステロイド薬を使用すると、ふらつきなどの症状が残りにくくなるとされています。

めまい

病名

末梢前庭障害代償不全

前庭機能を補う「代償」が不十分な状態に

私たち人間の平衡感覚は、耳（前庭覚）や目（視覚）、足などの筋肉・腱（体性感覚）から得た体の傾き・動きの情報が、脳に伝わって統合されることで保たれています。このなかでも、もっとも平衡感覚をつかさどっているのは前庭覚、つまり内耳にある前庭（三半規管と耳石器）での感知です。

この前庭が何らかの原因で障害を受けると、**平衡感覚を感知することが難しくなる「末梢前庭障害」という状態になり、めまいが生じます。**これが、良性発作性頭位めまい症（１０８ページ）やメニエール病（１１２ページ）などの病気において、めまいが生じる直接的な原因です。

これらの病気で生じためまいは、徐々に回復していきます。そこには、「代償」という体のしくみがかかわっています。代償とは、体の機能の一部が失われたときに、ほかの部位がその失われた機能の代わりを担うことです。

たとえば、片方の耳の前庭が障害を受けた場合、もう一方の耳の前庭の働きが過剰になり、片側の前庭の機能を補おうとします。また、脳の平衡感覚にかかわる機能や視覚も、一時的に前庭の機能をカバーしようとします。このように前庭機能に対する代償（前庭代償）が行われるおかげで、たとえ前庭の平衡感覚をつかさどる機能が障害されたとしても、平衡感覚を取り戻すことや、めまいからの回復ができるのです。

しかし、片側の前庭の機能が完全に失われたり、あまりにも障害の度合いが高かったりする場合などには、代償が不十分になり、長期間にわたってめまいや眼振、ふらつきなどが続くようになります。この症状を「末梢前庭障害代償不全」といいます。末梢前庭障害代償不全は、慢性めまい（128ページ）に至ることが多い症状で、代償の作用を効率よく引き出せるようにする前庭リハビリテーション（170～173ページ）が、有効な治療法とされています。

病名

起立性低血圧《めまい》

脳の血流量の減少でめまいが起こる

寝ている姿勢から起き上がったときや、長時間立ち続けているときに、めまいや立ちくらみを起こすのが「起立性低血圧」です。**めまいとともに目の前が真っ暗になり、失神を引き起こす**こともあります。高齢者や子どもに発症しやすく、学校の朝礼でふらついて倒れてしまう場合も、この起立性低血圧を起こしていると考えられます。

仰向けの状態や立っているときには、重力の働きによって、多くの血液が下半身（下肢）に集まりやすくなります。すると、心臓へと戻る血液が減少し、心臓から脳へと送り出す血液量も減ってしまいます。そのため、**脳が貧血のような状態**を起こし、これが起立性低血圧を生じさせるのです。

起立性低血圧の原因

- 血液量の減少
- 貧血
- 自律神経の失調
- 糖尿病による神経障害
- 薬の服用
- 加齢　など

本来、このような脳への血液量の減少が起こると、自律神経が働き、血圧を上げるなどして脳への血流を増やそうとしますが、**自律神経の働きが低下していると、姿勢の変化に合わせて血圧を上げられなくなる**ことが、起立性低血圧の大きな原因とされています。糖尿病による神経障害や、服用している薬が起立性低血圧の原因となることもあります。

治療においては、原因となっている病気（貧血や糖尿病、血管からの出血など）があれば、その治療を行います。原因が明らかでない場合には、生活リズムを整え、自律神経の働きを取り戻すようにします。ほかには、下肢に血液が溜まらないように、弾性ストッキングを使用したり、血液量の増加や血圧を上昇させるための薬物療法を行ったりすることがあります。

めまい

病名

椎骨脳底動脈循環不全

首の動脈の圧迫・狭さが原因に

首の後ろ側には、心臓から送り出された血液を脳に送るための「椎骨動脈《ついこつどうみゃく》」があります。また、椎骨動脈からつながり、脳の後方に酸素や栄養を供給しているのが「脳《のう》底動脈《ていどうみゃく》」です。「椎骨脳底動脈循環不全」は、**この2つの動脈が何らかの原因で狭くなり、脳への血流が一時的に悪くなる病気**です。脳幹や小脳に十分な血液が運ばれなくなることで、激しいめまいや失神、吐き気・嘔吐、立ちくらみなどが起こります。高齢者に多く見られ、深夜から早朝にかけて発症しやすく、救急車で搬送されることが多い病気です。この病気で起こるめまいは回転性であることが多いですが、浮動性めまいなどの非回転性めまいが生じることもあります。

原因は首にある

首の骨（頸椎）の変形や首の血管の動脈硬化が進んでいると、脳の血流が低下してめまいが起こる。

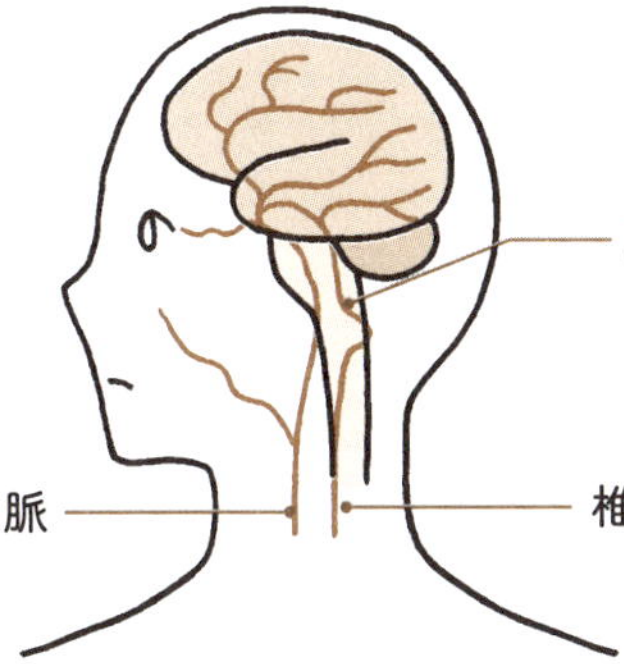

症状は、**首を回したり伸ばしたりしたときに起こりやすい**のが特徴です。これは、椎骨動脈が首の骨（頸椎）の中を通っており、首を動かすことで椎骨動脈が圧迫されて細くなるためです。高血圧や糖尿病、脂質異常症などの生活習慣病により動脈硬化が進み、椎骨・脳底動脈が狭くなることが発症の大きな要因とされ、椎骨・脳底動脈が生まれつき細い人にも起こる病気です。

治療では、動脈硬化の進行や血栓の発生を防ぐために、抗血小板薬や抗凝固薬などの血液をサラサラにする薬による薬物療法が行われます。動脈硬化の原因である生活習慣病がある場合には、その治療も実施します。外傷や加齢による椎骨の変形も原因として考えられるため、整形外科で骨の変形を除去する手術を検討することもあります。

病名《めまい》

前庭性片頭痛

めまいと片頭痛を併発

めまいは、頭痛と関連の深い症状とされています。頭痛のなかでも、頭の片側または両側のこめかみのあたりで、ズキズキとした痛みが起こる片頭痛では、めまいを併発しやすいことは以前から知られていました。そのめまいを、かつては「片頭痛関連めまい」「片頭痛性めまい」などと呼んでいましたが、近年は頭痛を併発するめまいとして、「前庭性片頭痛」という診断名がつくようになりました。

前庭性片頭痛でのめまいは、**予兆はなく突然起こり、しばらく続く**のが特徴です。その持続時間は個人差が非常に大きく、くり返し起こります。また、**頭痛をともなわないこともあり、吐き気・嘔吐や光過敏、音過敏などの症状も併発**します。女性に多

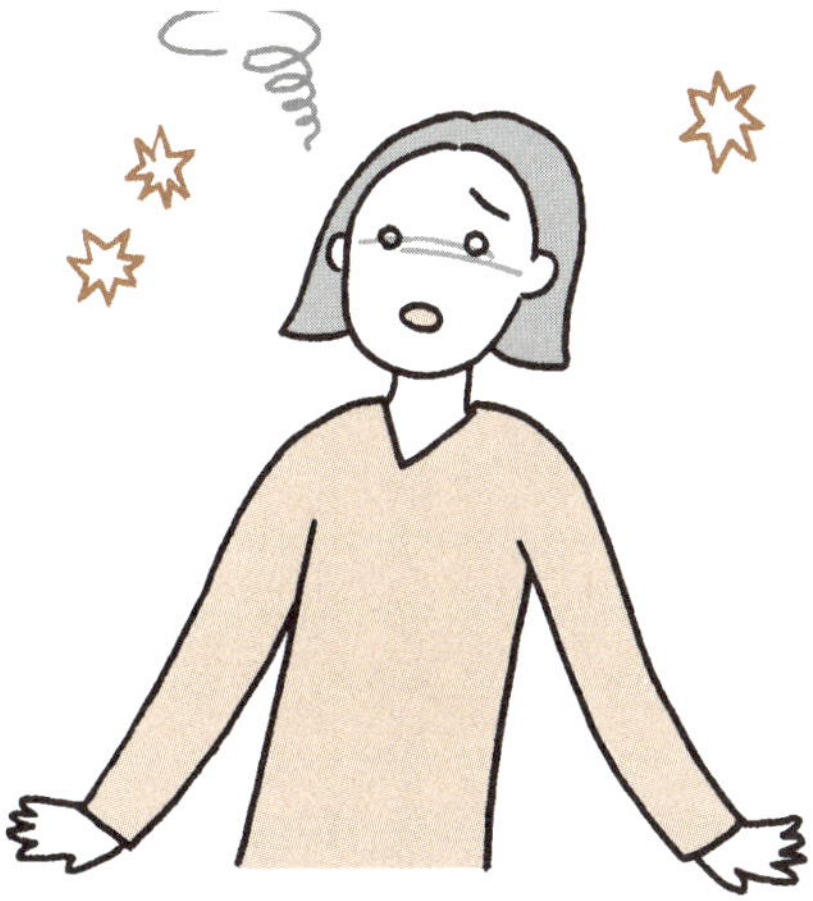

めまいと同時にチカチカ光が見えることもある。

く見られるのも特徴で、気圧の変化が大きい雨の日などに症状が出やすいとされています。

原因ははっきりとわかっていませんが、何らかのきっかけで頭部の血管が拡張してまわりの神経を刺激し、炎症が起こることが片頭痛を誘発すると考えられており、この炎症が平衡感覚をつかさどる前庭神経に及んで、めまいを生じさせているとされています。治療法は、片頭痛の治療と同じで、脳血管をあらかじめ拡張させ、神経の炎症を防ぐ片頭痛予防薬を用います。

また、前庭性片頭痛には、ストレスや過労、睡眠不足などの影響、女性の場合は月経との関係もあるとされています。そのため、薬物療法と同時に、休息を多めにとり、生活リズムを整えるなどの生活習慣の見直しを行います。

めまい 病名

慢性めまい（ＰＰＰＤ）

フワフワしためまいが3か月以上続く

慢性めまい（持《じ》続《ぞく》性《せい》知《ち》覚《かく》性《せい》姿《し》勢《せい》誘《ゆう》発《はつ》めまい〈ＰＰＰＤ〉）は、２０１７年にめまいの国際学会で、新しく診断基準が設けられた病気です。３か月以上にわたり、雲の上を歩くようなフワフワとしためまいが続くのが、ＰＰＰＤの症状です。

ＰＰＰＤは、乗り物やエレベーターなどに乗ること、つまり**自分で動くのではなく、何かに乗って体が動くことで症状が悪化**します。また、パソコンやスマートフォンのスクロール画面を見たり、テレビや映画などで激しい動きのある画像を見たりといった視覚刺激によっても、症状が強く現れるようになります。

ＰＰＰＤは、良性発作性頭位めまい症（１０８ページ）やメニエール病（１１２ペ

PPPDのめまいが起こりやすい場面

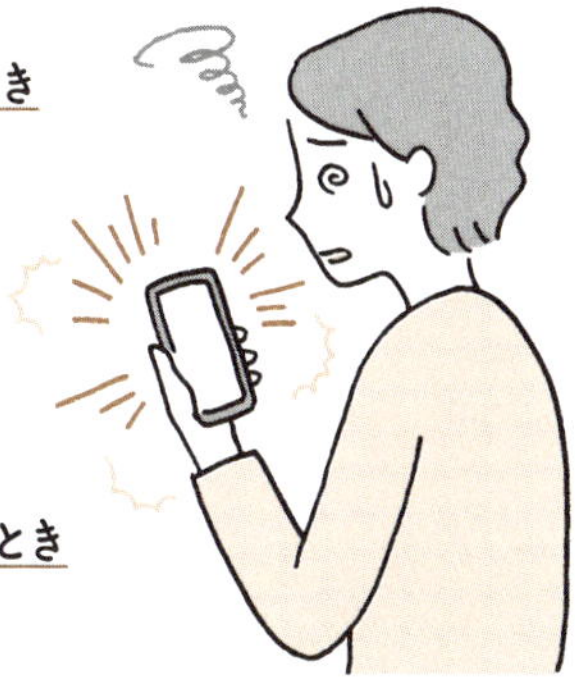

乗り物やエレベーターなどに乗ったとき
パソコンやスマートフォンの
スクロール画面を見たとき
テレビや映画などで
激しい動きのある画像を見たとき

ージ）などで起こる、前庭の機能障害による急性のめまいがきっかけで発症することが多いとされています。これらの病気では、前庭の機能が回復していくか、その機能を健康なほうの耳の前庭や、目（視覚）・脳などの平衡感覚にかかわる器官に一時的に補ってもらう「代償」（120ページ）によって平衡感覚を保ち、症状が改善します。しかし、改善後も視覚や脳に依存し続けてしまうと、平衡感覚が必要以上に視覚情報に反応するようになり、PPPDへと移行すると考えられています。また、失われた前庭機能を代償では補いきれない末梢前庭障害代償不全（120ページ）は、同じようにPPPDへと移行することも確認されています。治療は、抗うつ薬による薬物療法や、前庭リハビリテーション（170～173ページ）、認知行動療法（76ページ）を行います。

めまい　病名

自律神経の不調

平衡感覚の変調や血流悪化が起こる

耳鼻咽喉科で検査しても異常が見つからず、内耳以外の器官にも異常がない場合には、自律神経の不調を原因とするめまいの可能性があります。

自律神経は、その名のとおり自律的に体の状態を維持するために働きます。体の活動を活発にする交感神経と、心身をリラックスさせる副交感神経の2つからなり、それぞれがバランスをとりながら、血圧や体温、呼吸、ホルモンの分泌などをコントロールしています。自律神経は、体の動きや温度・気圧といった環境が変わる際にも、体が正常な状態を保てるように全身に働きかけます。たとえば、寝ている姿勢から立ち上がるときには、自律神経は心臓や血管に働きかけ、血圧を上げるなどして、重力

自律神経のバランス

交感神経＝活発に働かせる
- 心拍数増加
- 血圧上昇
- 代謝の促進
- 呼吸の促進

副交感神経＝リラックスさせる
- 心拍数減少
- 血圧低下
- 代謝の低下
- 呼吸の抑制

バランスがとれている状態がベスト

で下へと向かいがちな血液を脳に送るようにします。しかし、自律神経の働きが乱れていると、この働きかけがうまくいかず、急に立ち上がったときや、気圧が大きく変化するときなどに、**血圧などのコントロールができず、めまいが生じてしまう**のです。

また、過剰なストレスを感じると交感神経が活発になり、頭から首や肩にかけての筋肉が緊張するため、**その部分の血流が悪くなると神経へも影響が及び、めまいが現れる**と考えられています。

めまいの原因が自律神経の不調であると診断するには、心療内科や精神科で自律神経の働きを調べる「自律神経機能検査」や、心理テストを行います。治療は自律神経調整薬による薬物療法や、生活リズムを整え、ストレスを減らしていくなどの生活改善を行います。

めまい

病名

心因性・うつ病

ストレスや疲労でめまいの「悪循環」が生じる

めまいは、耳や脳、神経などに問題がなくても、生じることがあります。この場合、心身のストレスなどがかかわる「心因性」のめまいであることが考えられます。

めまいが起こっていても、それに気づかなかったり、「一時的なものだろう」と気にしないようにしていれば、ストレスや疲労が解消されたあとに症状はなくなります。

しかし、「一生治らないのではないか」「耳が聞こえなくなるかも」などと気にしすぎると、それがさらなるストレスとなって症状が悪化するという悪循環を引き起こすようになります。これが心因性のめまいが起こるしくみです。

実際、突発性難聴やメニエール病などの耳鳴り・めまいの病気の発症には、強いス

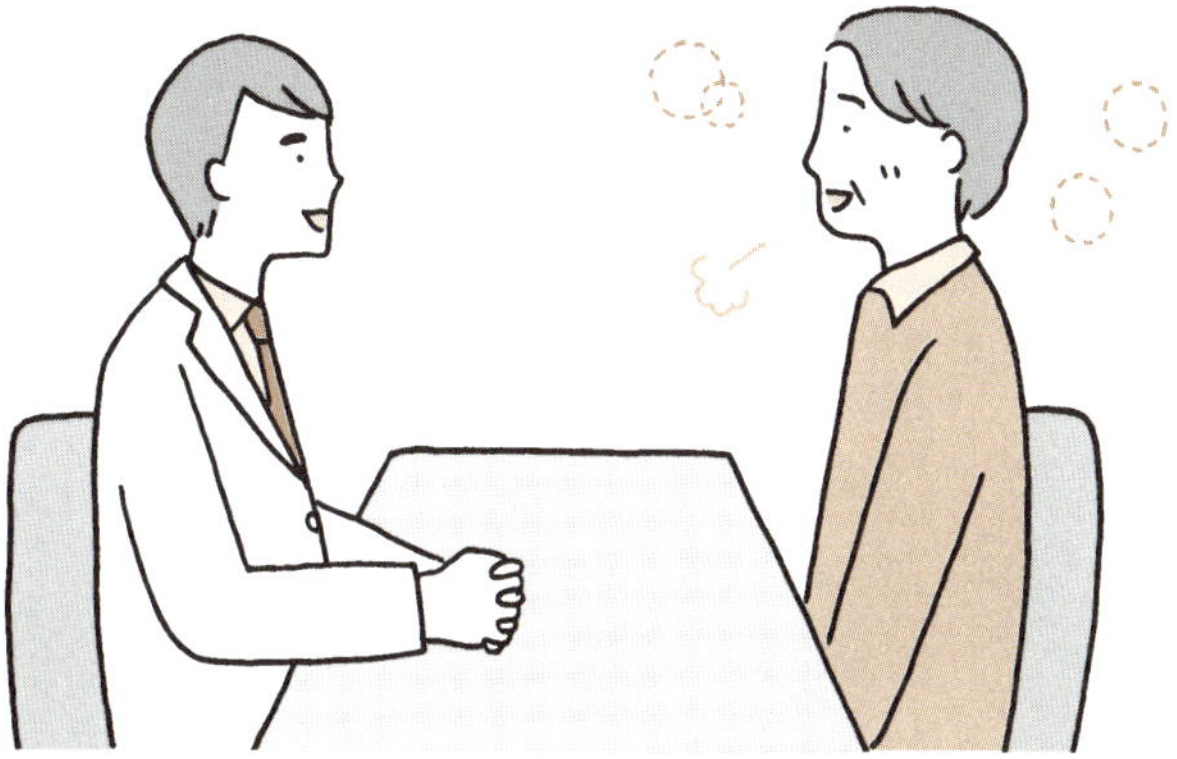

病院などでカウンセリングを受けることで、症状が軽減することがある。

トレスがかかわっているとされています。うつ病なども耳の症状が現れることが多く、症状をより敏感に感じやすくなり、不安を生じさせやすくなる傾向にあります。

心因性めまいにおける、症状悪化の「悪循環」は、**まじめで責任感が強く、几帳面な性格も関係している**とされます。まじめなことは、心身が健康なときにはプラスに働く気質ですが、ストレスや疲労が溜まっているときには、心身の負担になってしまうこともあるのです。

心因性めまいの治療では、抗不安薬や抗うつ薬を用いて、心の不安をやわらげたり、心療内科や精神科でのカウンセリングでストレスになる考え方を変えたりすることで、症状を改善していきます。**心因性めまいの多くは、耳や神経、脳などに異常はない**ものです。まずはそのことに安心し、前向きに治療に取り組みましょう。

めまい

病名

更年期障害

女性ホルモンの減少が影響

更年期とは、閉経を挟んで前後5～10年前後の期間のことです。この時期に、女性ホルモンの分泌量が急激に減少することで、ホットフラッシュ（のぼせ）やイライラ、動悸など、さまざまな不調が生じます。これらの不快な症状が起こることを「更年期障害」といい、**めまいも更年期障害における症状のひとつ**として現れます。

更年期障害で生じる症状の多くの原因は、自律神経のバランスが崩れることにあります。女性ホルモンのひとつである「エストロゲン」には、自律神経の働きを保持する作用や、セロトニンやドーパミンといった神経伝達物質のバランスを調整する作用があります。このエストロゲンの分泌量が減ると、自律神経がうまく働かなくなったり、神経伝達物質の分泌に影響が及んだりするようになります。すると、体温や血圧といった体の状態を、体の動きやまわりの状況に合わせて調節できなくなり、めまいをはじめとした更年期特有の症状を引き起こすのです。

更年期障害によるめまいは、**内耳や神経、脳などに異常が見られることはないため、原因を取り除くための治療は必要ありません**。ほかの更年期障害の症状と同様に、更年期を過ぎると収まってきますので、めまいの症状が出たときには安静に過ごすなど、うまく対処することが大切です。しかし、めまいがあまりにも強い場合には、エストロゲンを薬剤で補充する「ホルモン補充療法」や、自律神経調整薬や漢方薬などによる薬物療法を行うことがあります。

更年期障害で起こる不調

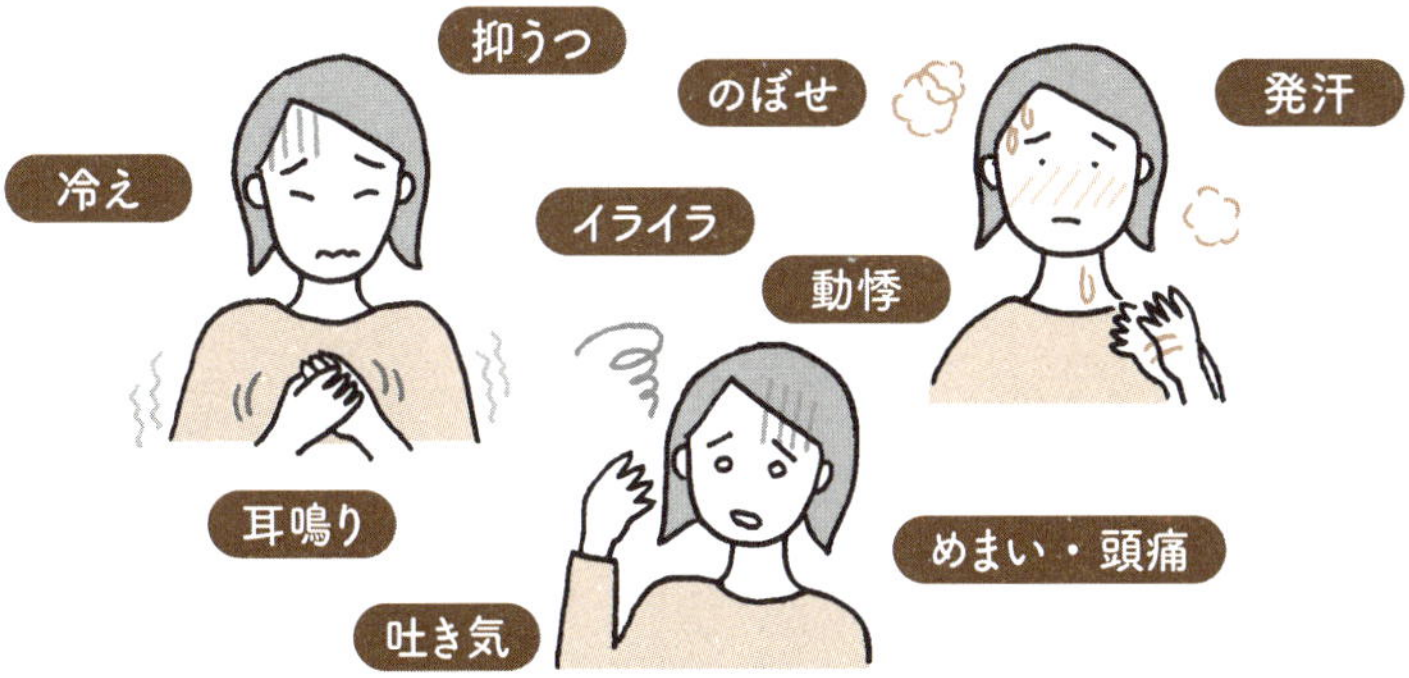
抑うつ
のぼせ
発汗
冷え
イライラ
動悸
耳鳴り
めまい・頭痛
吐き気

めまい

病名

薬の副作用

薬による過度の血圧降下・血管拡張がめまいを誘発

服用している薬の副作用で、めまいが起こることがあります。近年、薬の改良が進み、どのような薬でも比較的副作用は少なくなっていますが、ゼロではありません。また、医師や薬剤師も、処方の際には服薬の必要量や作用を十分理解し、配慮しているものの、必要以上に薬の効果が出てしまうことがあります。たとえば、**高血圧の薬を服用することで血圧降下や血管拡張などが強く生じると、めまいを起こす原因になります。**

めまいの副作用が起きやすい薬には、次のようなものがあります。これらの服薬後には、めまいが起こらないかを確認するようにしましょう。

- **慢性疼痛《まんせいとうつう》の薬**
- **降圧薬（カルシウム拮抗薬《きっこうやく》）**
- **血管拡張薬**
- **筋弛緩薬**
- **抗けいれん薬、抗てんかん薬**
- **抗不安薬、精神安定薬、抗うつ薬**
- **抗ヒスタミン薬**

薬の副作用でめまいが起きていると思われた場合には、すぐに医師か薬剤師に相談しましょう。この場合、服薬を中止すればめまいの症状はなくなりますが、自己判断で服用をやめてしまうと、かえって悪い影響が出てしまいます。

薬の量や飲む回数を変更したり、薬を変更したりすることでめまいの症状が治まることもありますので、**自己判断で服薬中止をすることなく、まずは処方をした医師か薬剤師に相談**してください。

Column

めまいを起こす生活習慣病

めまいは、内耳や神経、脳などでの障害による前庭性めまい（87ページ）であることほとんどですが、高血圧症や糖尿病などの生活習慣病が引き起こすめまいもあります。

高血圧症は、血圧が標準より高くなる病気で、血圧が高くなることで血流が乱れ、めまいが起きやすくなります。この場合、フワフワ・グラグラする非回転性のめまいであることが多く、持続時間は比較的短めです。耳鳴りや頭の重さ、肩こりなどを併発することがあります。

また、高血圧症の治療のために服用する降圧薬が効きすぎると、脳に十分な血液を送れず、めまいが生じることがあります（137ページ）。これは、いわゆる「低血圧」の状態になるためで、ふだん血圧が低めの人も、同じ理由からめまいを起こしやすいことがわかっています。

糖尿病では、高血糖の状態が続くことで血管（とくに細い血管）が傷つけられ、感覚神経や自律神経までも障害を受けます。この影響で、めまいが生じるようになるのです。また、血糖値を下げる薬が効きすぎて低血糖になり、めまいやふらつきが起こることもあります。

高血圧症や糖尿病は、いずれも動脈硬化を招く病気です。動脈硬化が進むと、中枢性めまいを引き起こす脳血管疾患（脳梗塞や脳出血など）を引き起こし、命の危険にさらされます。また、首を通る椎骨・脳底動脈の動脈硬化が、椎骨脳底動脈循環不全（124ページ）の原因になることもわかっていますので、生活習慣病はめまいの大きな要因のひとつといえるのです。

第5章

耳鳴り・めまいを セルフケアで改善

耳鳴りセルフケア

音を聴く（音響療法）

耳鳴りに悩んでいると、耳鳴りに意識が向いてしまい、かえってつらさを感じるようになります。また、耳鳴りが気になるのは、まわりが静かなときが多いものです。たとえ静かな場所であっても、**耳鳴りから意識をそらせるように、あえて何かの音を聞いてみましょう。**

聞く音は、好きな音楽はもちろん、ラジオや自然の音（雨の音やせせらぎの音、波の音など）など、心地のよい音や、聞くことに集中しないで済む音を選んでみましょう。

とくに自然の音には、「1／fゆらぎ」というリズムが含まれています。これは、私たちの脳に安らぎを与えてくれるリズムで、耳鳴りを改善する効果も報告されています。最近では、**スマートフォンで自然の音やホワイトノイズ（人間に聞こえるすべての周波数の音を均一に混ぜた、ラジオの雑音に似た「ザー」という音）などを聞けるアプリ**がありますので、ぜひ活用を。

大切なのは耳鳴りより大きい音で聞かないこと。音響療法は、耳の細胞の敏感さを抑えるためのものなので、大きすぎると意味がありません。耳鳴りの音と混ざっているぐらいの音量がベストです。

耳鳴りが気にならない状態にする

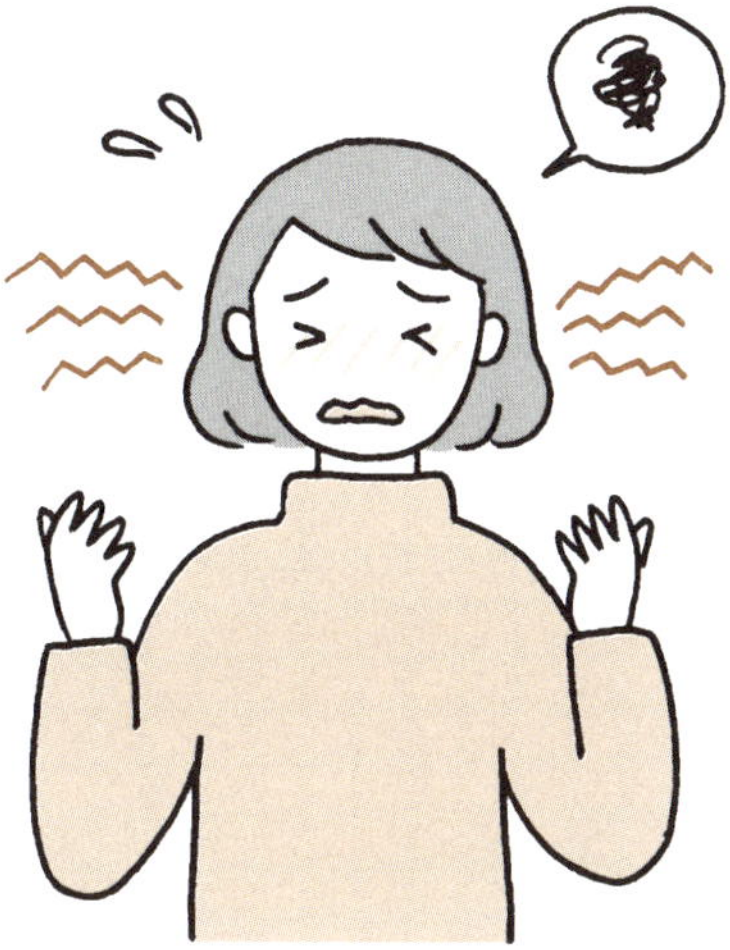

何も聞いていないと、 耳鳴りが気になる。

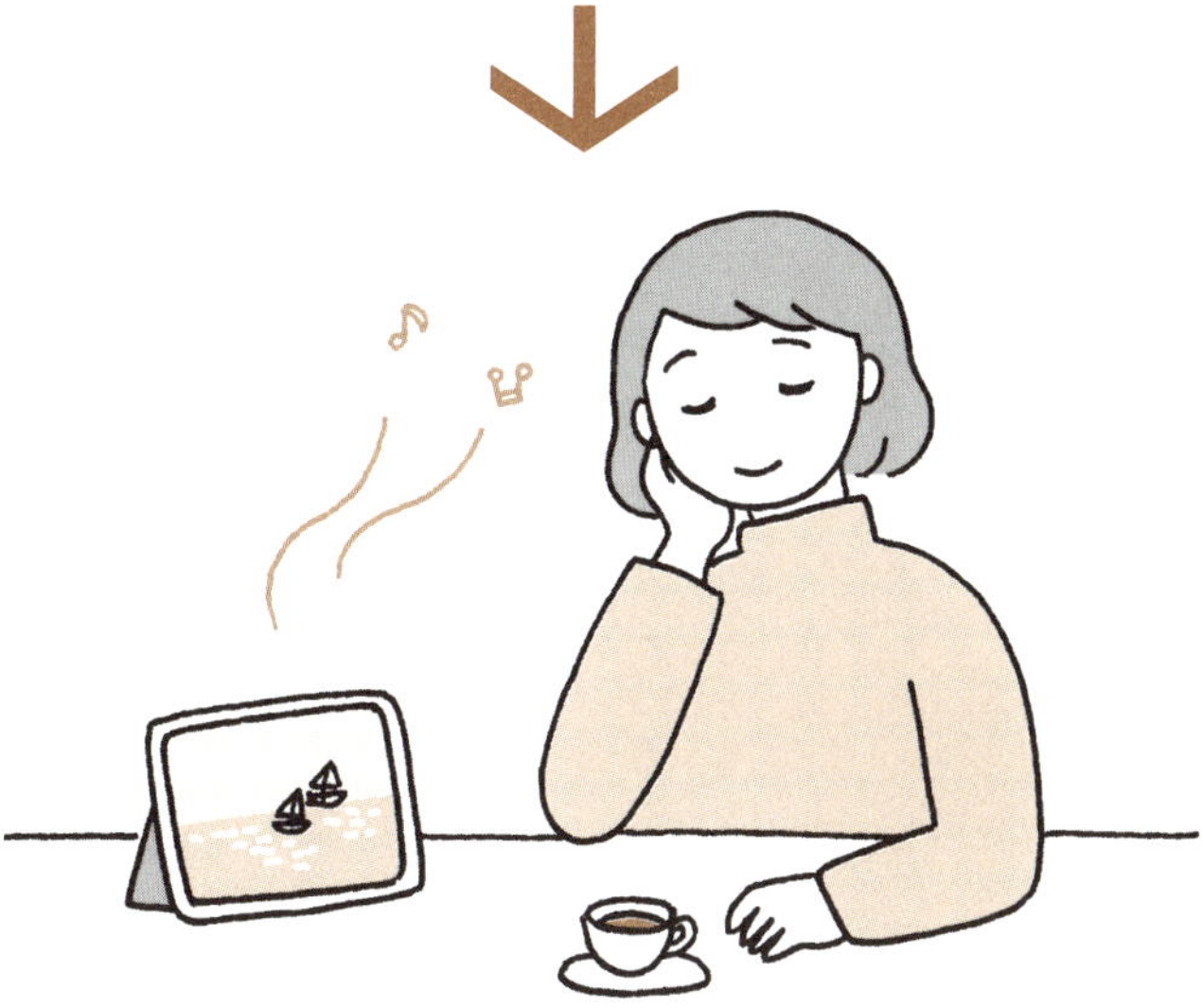

ほかの音を聞いて、 耳鳴りを意識しないようにすることで、 耳鳴りが軽減される。

耳鳴りセルフケア

耳を休める

大きな音を聞き続けると、耳鳴りや難聴を引き起こします。これは、内耳で音を感知する有毛細胞がダメージを受けるためで、一度失った有毛細胞を回復するのは困難です。

大切な**有毛細胞を守るには、大きな音を聞かないようにして、意識的に耳を休める**ようにしましょう。コンサートなどの音量の大きな場所に行く際は、スピーカーの近くの席や、最前列から5列目までの席は避けるようにします。また、音楽のジャンルによっては、コンサート用の耳栓を装着するようにしましょう。

最近とくに問題になっているのが、イヤホンで音を聞きすぎることで起こる、「イヤホン難聴」です。イヤホンやヘッドホンを使う際には、最大音量の60％の音量を超えないようにしてください。電車内では音量が大きくなりがちなので、1日1時間、週4～5回までにとどめましょう。また、日常生活では、掃除機やドライヤーの音なども、騒音として耳に負担がかかるものです。日常音から離れるためにも、音がある程度聞こえる耳栓や、ノイズキャンセリングイヤホンなどを装着して、耳を休めることを心がけてください。

耳を働かせすぎない

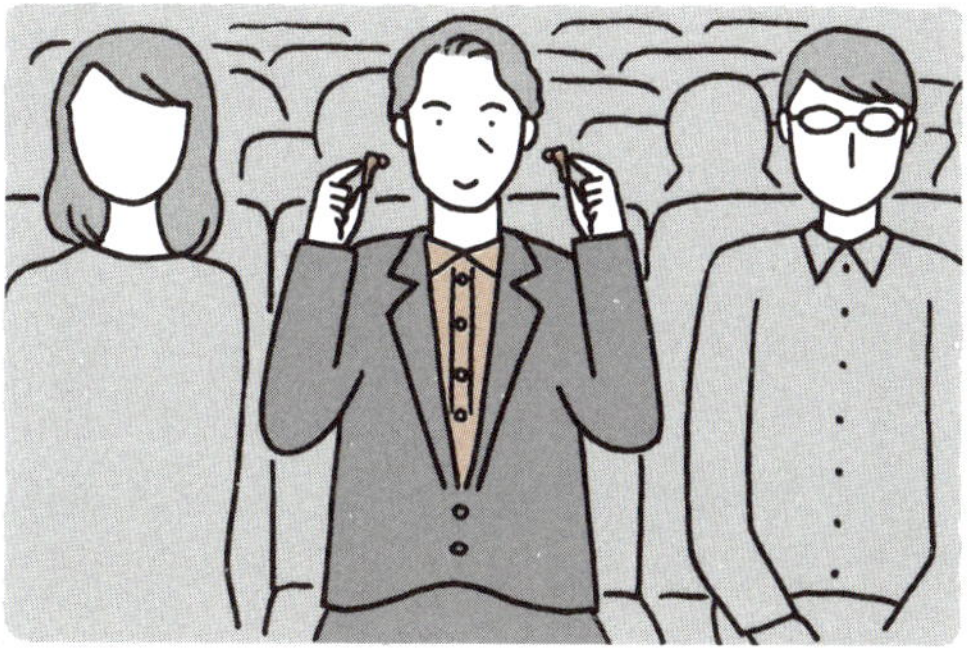

音の大きいコンサートに行くときは、スピーカー前の席は避け、さらに耳栓をする。

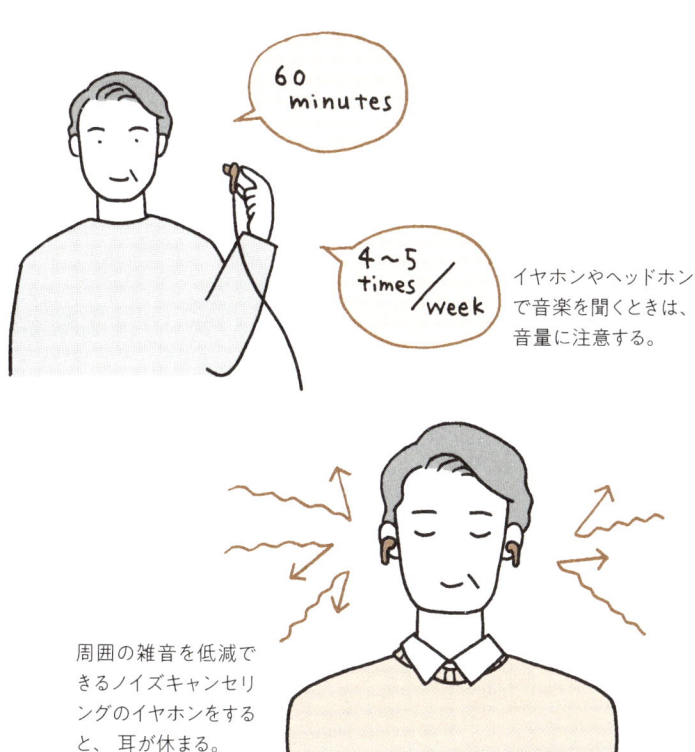

イヤホンやヘッドホンで音楽を聞くときは、音量に注意する。

周囲の雑音を低減できるノイズキャンセリングのイヤホンをすると、耳が休まる。

耳鳴りセルフケア

補聴器を積極的に使う

軽度～中等度の難聴、およびそれにともなう耳鳴りでは、補聴器療法（80ページ）を行うことで、聞こえが改善しやすくなります。

しかし、難聴のタイプによっては、日常音の聞こえがよくなっても、人の話し声の聞こえがなかなか改善しないことがあります。その状態が続くと、正しい言葉や話し方がわからなくなり、その人自身の発声や活舌が悪くなってしまいます。

そこで、言葉の聞こえを改善するには、**補聴器をつけて音読**してみましょう。目で見て理解している言葉を発声し、それを補聴器で聞き取ることで、**「この言葉は、こういう発声が正しいのだ」と脳に認識させる**ことができます。

また、補聴器を使用していない場合には、「聴く本」とも呼ばれている**オーディオブック（書籍を読み上げたものが聞けるコンテンツ）を活用**してみましょう。本の文字を目で追いながら、オーディオブックで言葉ひとつひとつの発声を聞き取ることで、言葉の正しい発声を脳に伝えることができます。音声とともに音読をしても効果的です。1日15分程度でかまいませんので、ぜひ取り組んでみましょう。

補聴器をつけて音読する

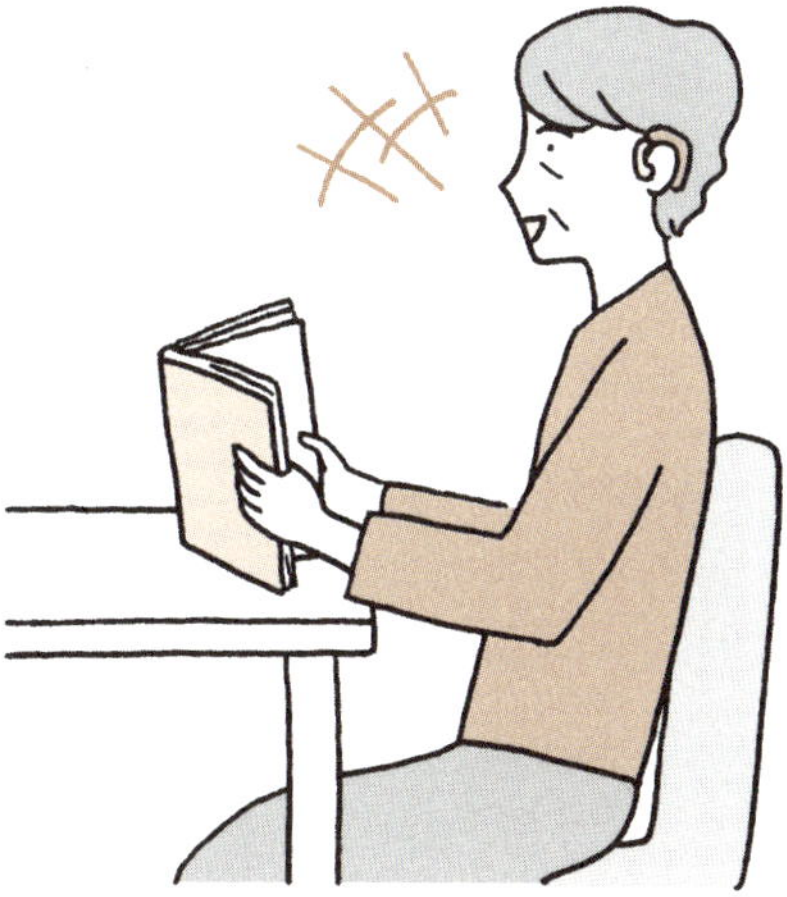

加齢性難聴では、一音一音がはっきり聞こえないために「音自体は耳に入ってくるのに、何を言っているのかわからない」ということがある。補聴器をしながら音読することで音や言葉を脳で再構築できるようになる。

オーディオブックリハビリ

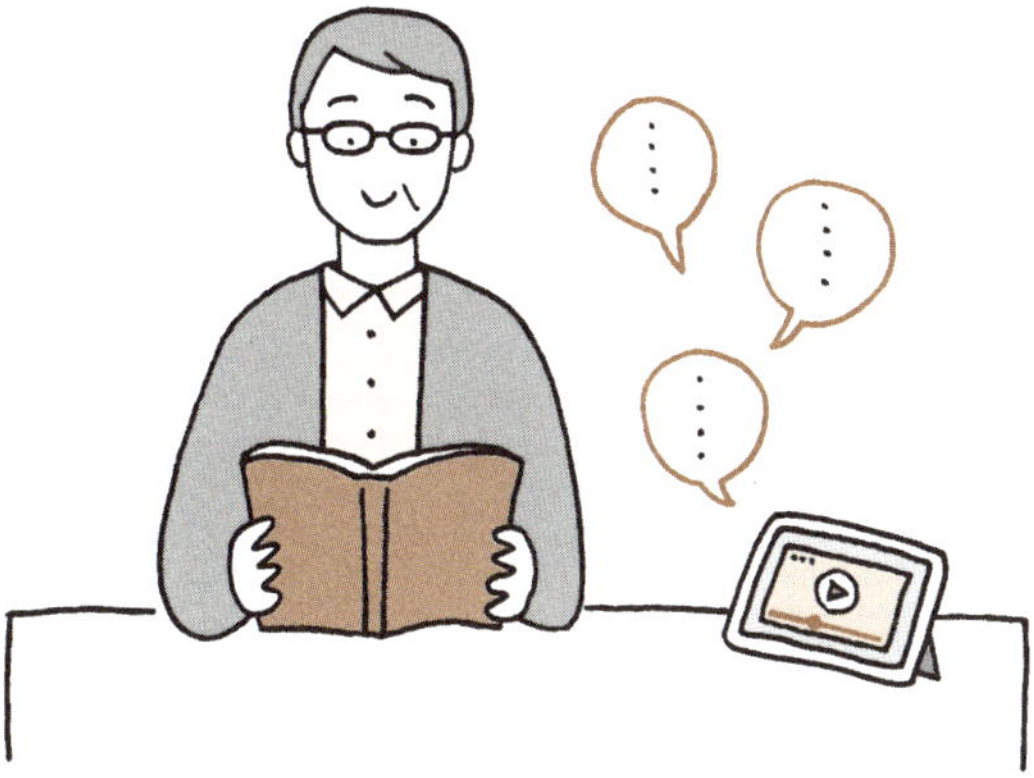

使うのは子どものころに読んだ本でも、大人向けの本でもOK。理解しづらい言葉や文章をくり返し声に出すことで、効果がアップする。聞き取りが簡単になるまで、短時間でも毎日行うことが大切。

耳鳴りセルフケア

市販薬の漢方薬を飲む

現時点で、耳鳴りや難聴には特効薬がありません。そのため、耳鳴り・難聴そのものに効果を発揮するのではなく、それらの**症状にかかわる体の状況を改善していくものとして、漢方薬が有効な場合があります**。ここでは、私が患者さんに処方している漢方薬のうち、市販薬として手に入りやすいものをご紹介します。

体力がなく、ストレスを抱えている人や高齢者には、「牛車腎気丸《ごしゃじんきがん》」と「八味地黄丸《はちみじおうがん》」を処方します。この2つは、中医学（中国の伝統医療）でいうところの「腎」の働きが弱っているときに用いる漢方です。腎は、腎臓の働きだけにとどまらず、血液や水分の循環にもかかわるとされており、この2つの漢方薬には、細い血管の血行や体内の水分循環を改善する効果があります。

体力に問題がない人には、脳の血液循環を促進する「釣藤散《ちょうとうさん》」を用います。耳鳴りに加えて、頭痛、肩こり、不眠がある場合に有効です。また、精神の安定に効果的な成分を多く含んでいるのも特徴です。とくに耳鳴りで不安やイライラが募っている場合には、「柴胡加竜骨牡蛎湯《さいこかりゅうこつぼれいとう》」や「抑肝散加陳皮半夏《よくかんさんかちんぴはんげ》」で、自律神経を整え、神経の高ぶりを抑えます。

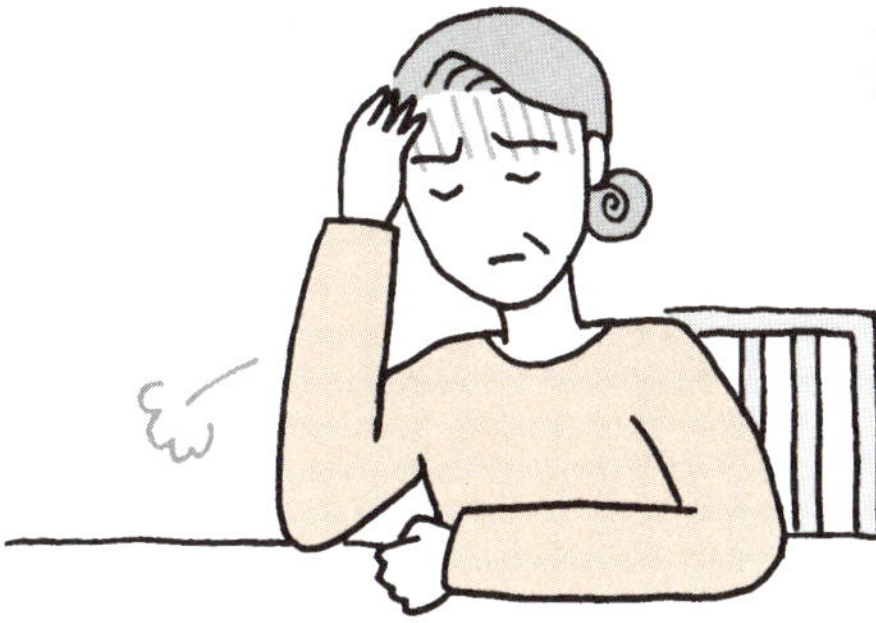

ストレスがある人、高齢者には「牛車腎気丸」「八味地黄丸」。

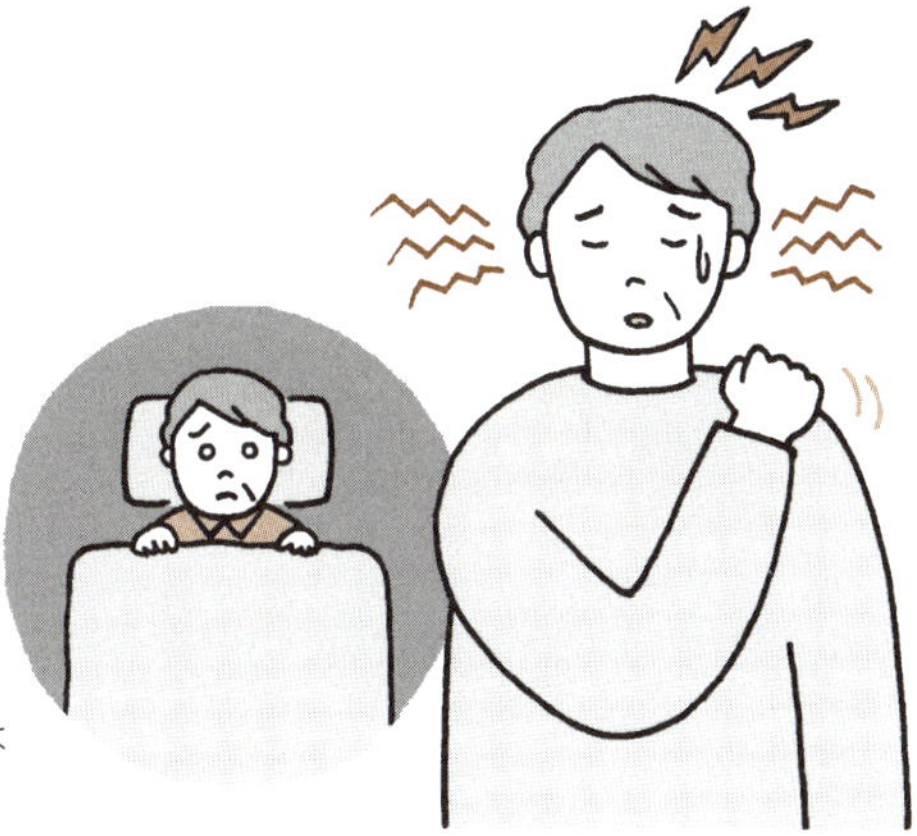

頭痛、肩こり、不眠もある人には「釣藤散」。

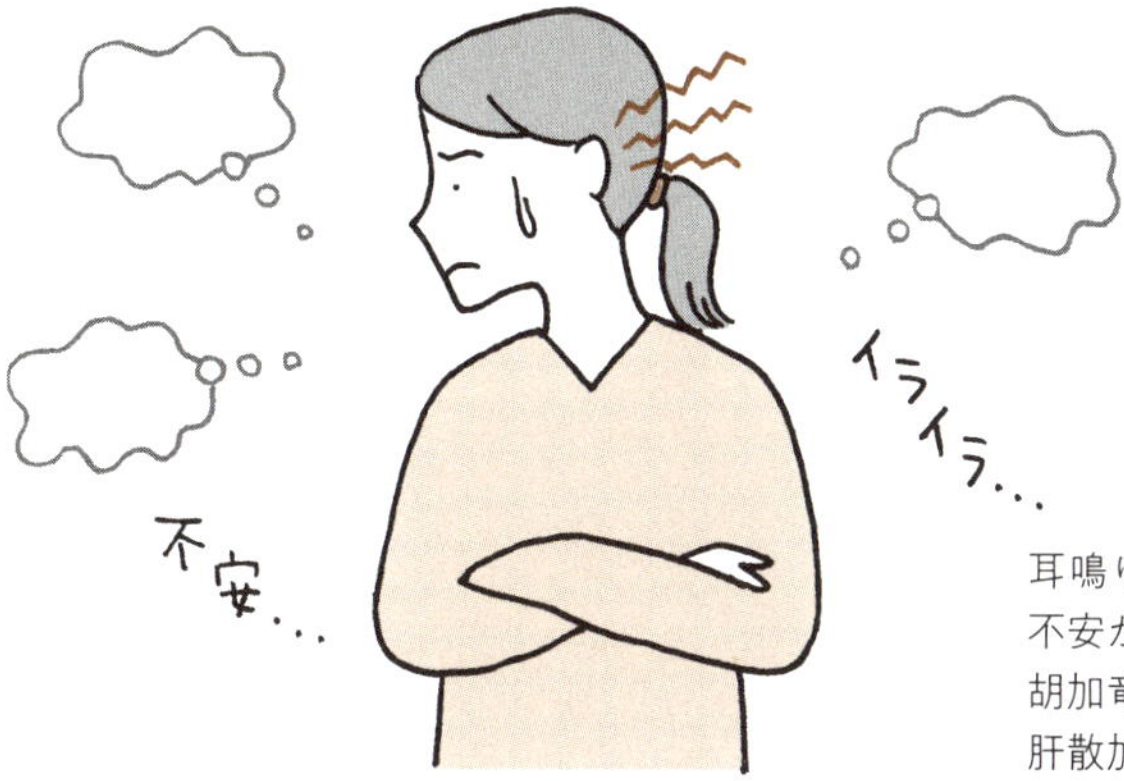

耳鳴りでイライラする、不安が強い人には「柴胡加竜骨牡蛎湯」「抑肝散加陳皮半夏」。

耳鳴りセルフケア

エクササイズで血流アップ

耳鳴りや難聴には、ストレスが大きく影響します。ストレスによって自律神経のバランスが乱れたり、体の筋肉がこわばったりすることで血流が悪くなり、耳鳴りや難聴を引き起こすのです。

ストレスを解消し、体の調子を整えるには、運動が効果的です。体を動かすことで心身がリフレッシュし、**血行がよくなって脳や神経の働きが改善し、耳鳴り・難聴をコントロールできるようになります。**

耳は、心臓や肺、肝臓などの臓器と同様に、多くの酸素や栄養を必要とする器官です。そのため、酸素や栄養を運ぶ血液の流れが悪くなると、内耳で障害が起こりやすくなり、耳鳴りや難聴の症状が出やすくなります。

内耳の血液は、椎骨動脈という首の骨の中にある動脈から供給されています。この血流をよくするために、首や肩のこりをとることが最も重要です。

体に負担をかけない運動としては、おすすめなのがウォーキングです。外に出るのが難しいときは、家の中で首や肩を動かしたり、効果的なツボを押したりするだけでも、血流が改善しやすくなります。

首の筋肉をゆるめる

1

左右を伸ばす

右手で頭の上から左側に回し、こめかみあたりをそっと押さえ、右側に引き寄せるようにして、首を傾け、10秒数える。反対側も同様に行う。

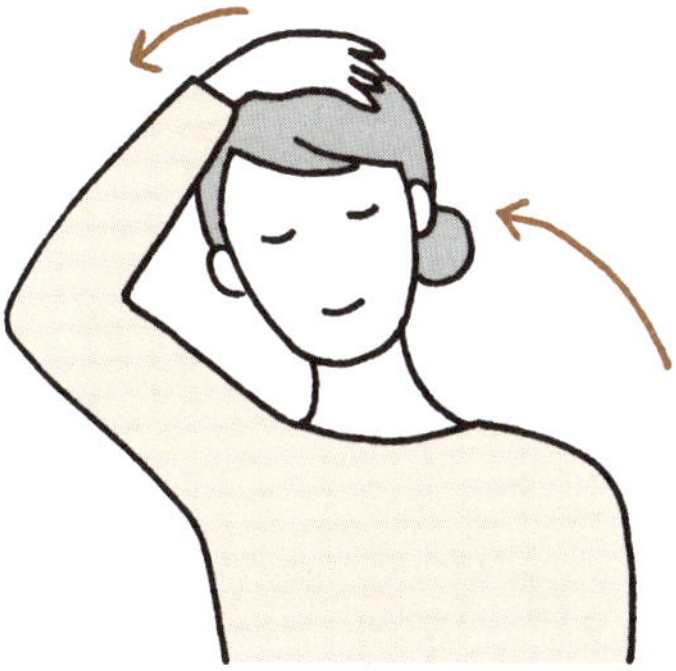

2

後ろを伸ばす

両手を頭の後ろで組み、軽く押しながら頭を前に下げ、10秒数える。このとき、背中を曲げないように注意。

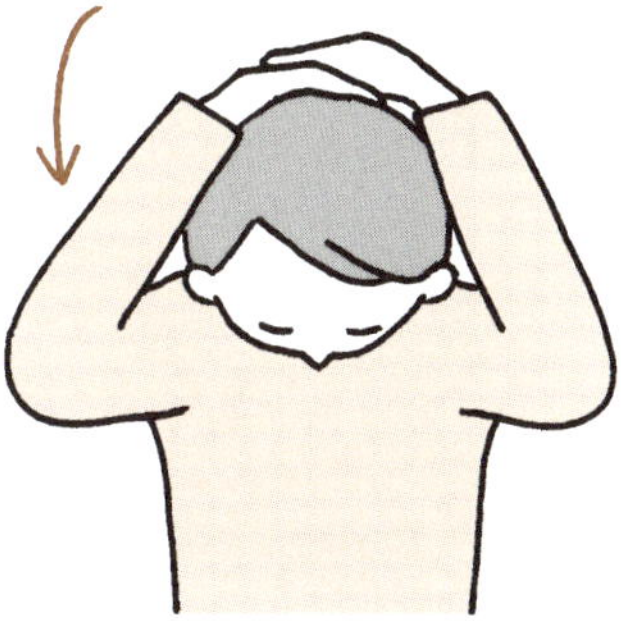

3

前を伸ばす

ゆっくりあごを上げ、頭を後ろに倒して首の前側を伸ばして10秒数える。

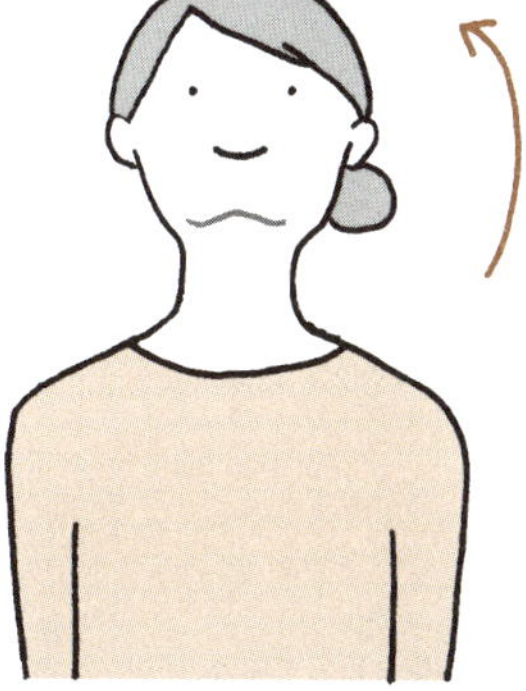

肩の上げ下げ

1 肩を上げる

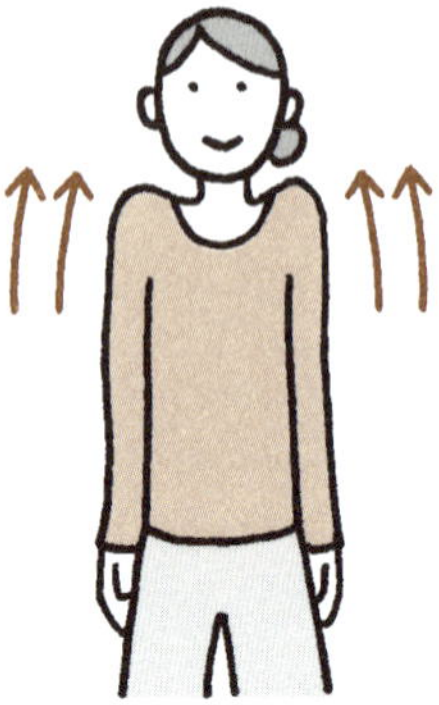

息を吸いながら、 両肩を上げる。

2 肩を下げる

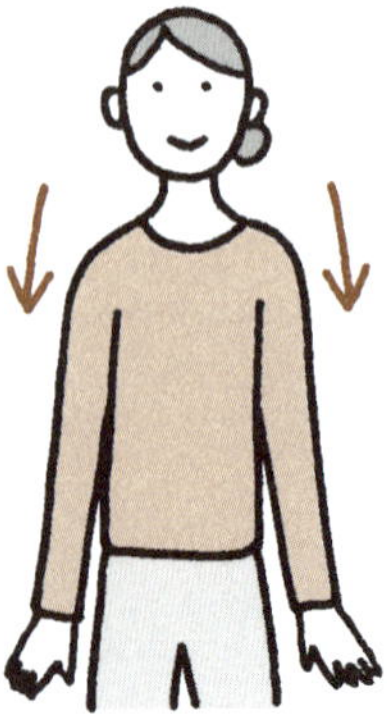

フーッと息を吐きながら、
ストンと肩を下げる。
上げ下げを10回くり返す。

ぐるぐる肩まわし

1 ひじを前にして肩をまわす

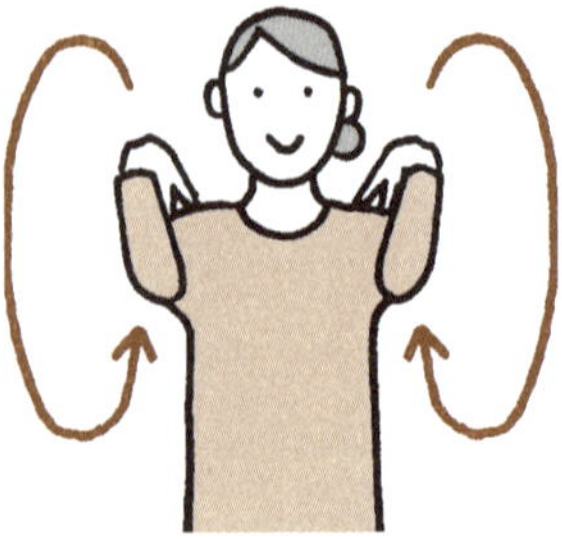

左右の指先を左右それぞれの肩にそっとのせ、 ひじを前に出す。 そのまま後ろ側にひじで大きく円を描くように10回まわす。 同様に前側にも10回まわす。

2 ひじを横にして肩をまわす

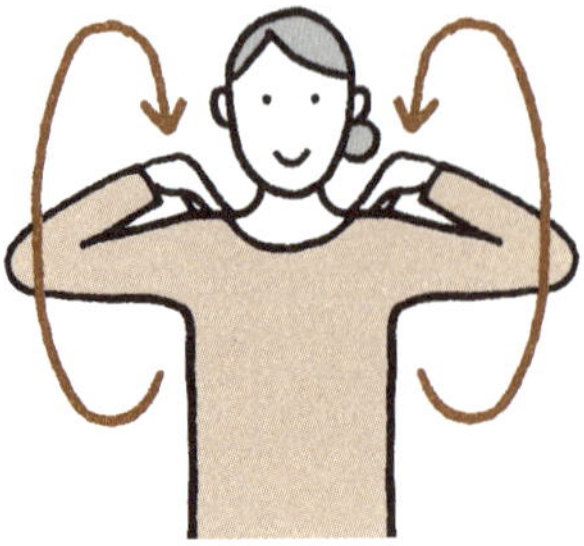

指先を肩にのせたまま、 ひじを体の横につける。 そのまま後ろ側にひじで大きく円を描くように10回まわす。 同様に前側にも10回まわす。

腕のストレッチ

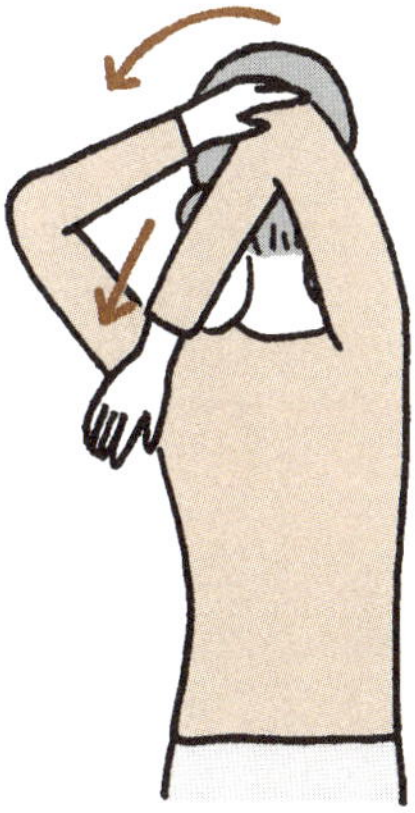

右腕を頭の後ろにやり、左手でひじをつかんで10秒間押し下げる。反対側の腕も同様に行う。

脇のストレッチ

1 タオルを持つ

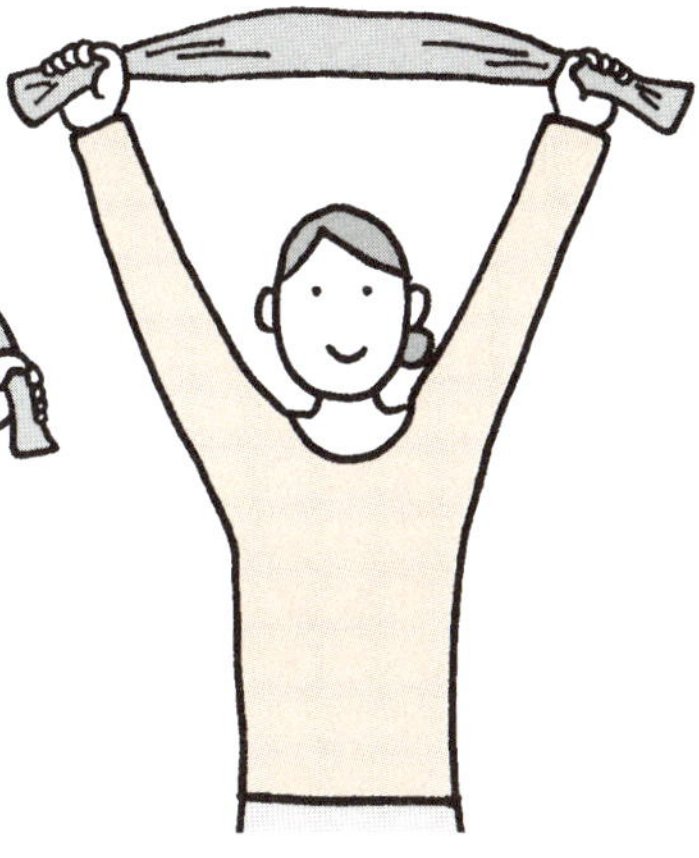

タオルの両端を持って頭上に腕を上げる。

2 左右に倒す

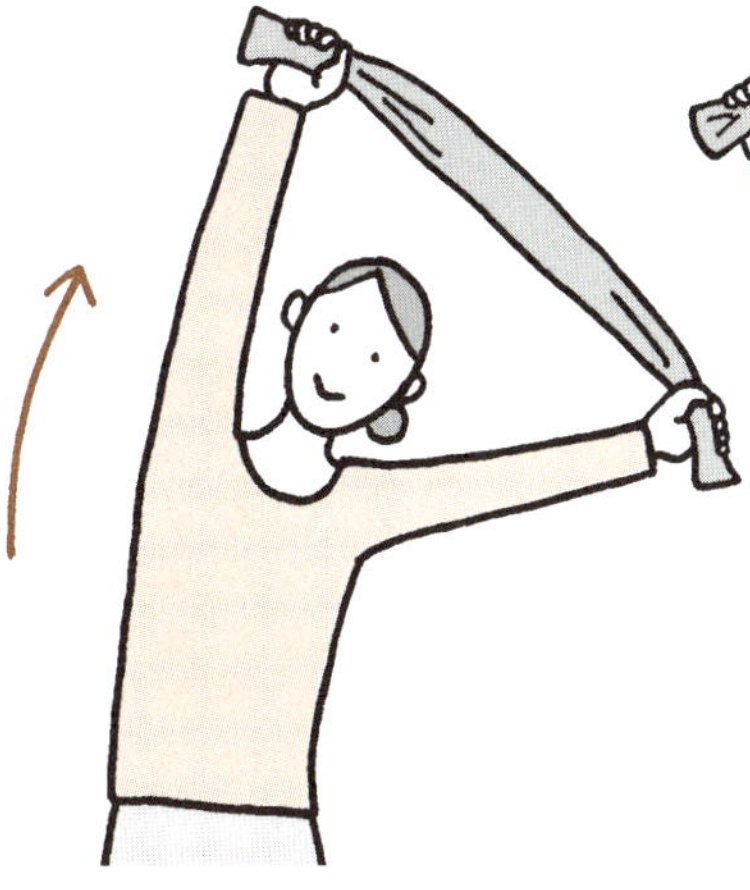

体をゆっくりと左側に倒し、5秒間キープしたら、ゆっくりと元に戻る。同様に右側にも倒す。

首こりのツボ

風府《ふうふ》

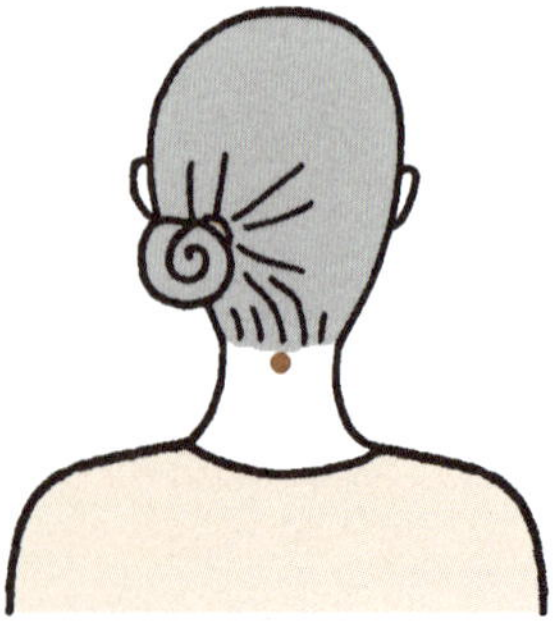

位置 後頭部と首の付け根にあり、上を向くとくぼんだところ。

押し方 指の腹を当て、3秒間押す。

天ゆう

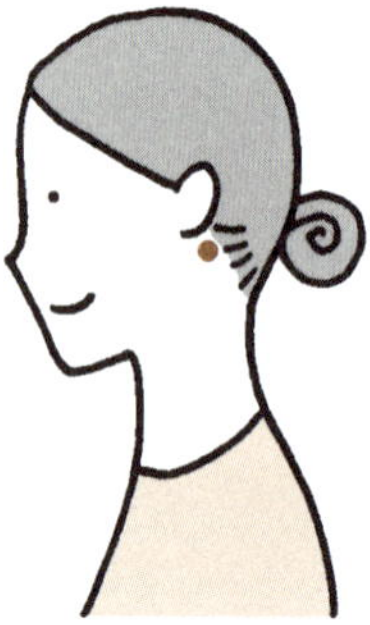

位置 耳の後ろの骨の斜め後ろ。

押し方 指の腹を当て、息を吐きながらゆっくり押す。

楽枕《らくちん》

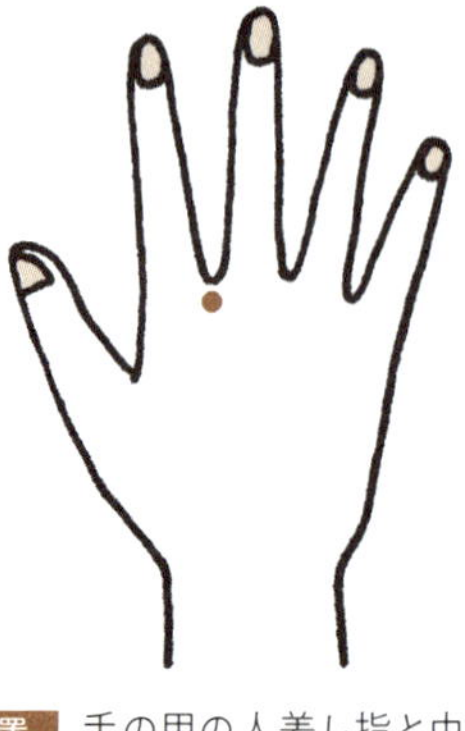

位置 手の甲の人差し指と中指の付け根。

押し方 反対の手の親指の腹で痛気持ちいい程度に押す。

天突《てんとつ》

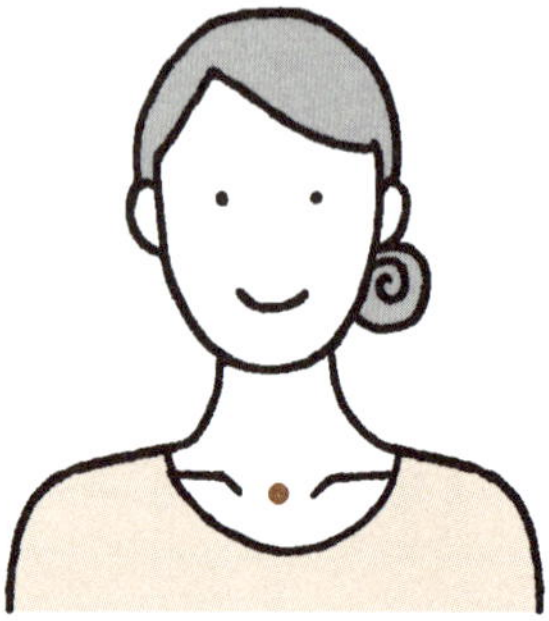

位置 鎖骨の真ん中のくぼんだところ。

押し方 親指の腹でやさしくさする。

肩こりのツボ

缺盆《けつぼん》

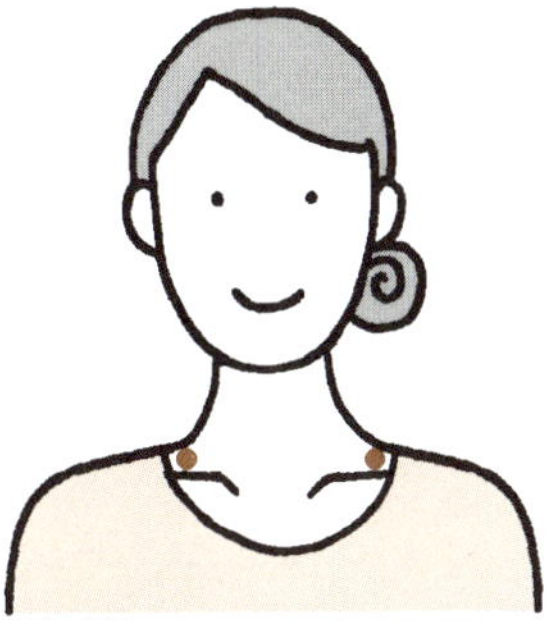

位置　鎖骨の上のくぼんだところ。

押し方　反対の手の人差し指、 中指、薬指を使ってそっと押す。

肩井《けんせい》

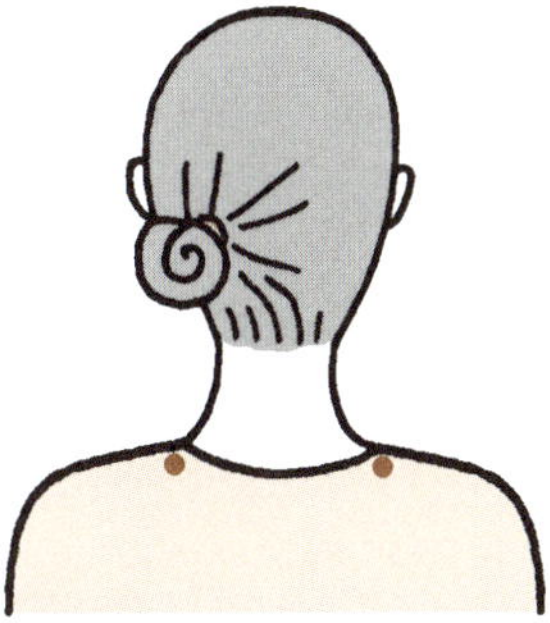

位置　首の後ろの出っ張った骨と肩先の中間にある。

押し方　反対の手の指でもんだり、グーで軽くたたく。

手三里《てさんり》

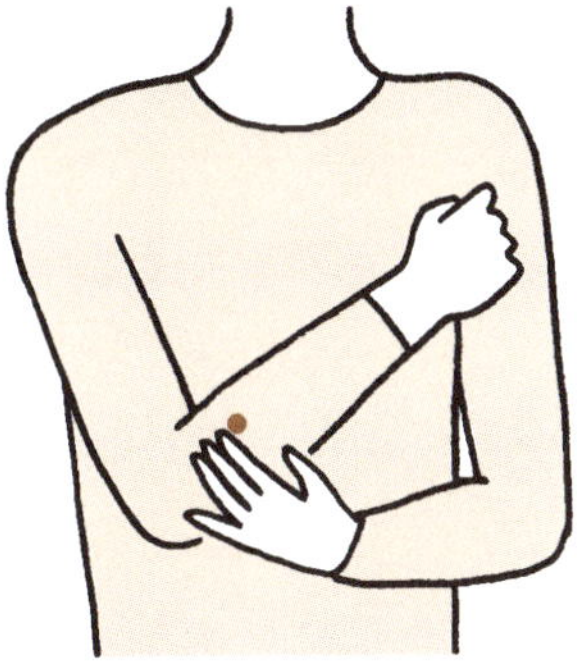

位置　ひじを曲げたときにできる腕のしわの一番外側から、 手首に向かって指3本ぶんのところ。

押し方　反対の手の人差し指、 中指、薬指でグッと押す。

合谷《ごうこく》

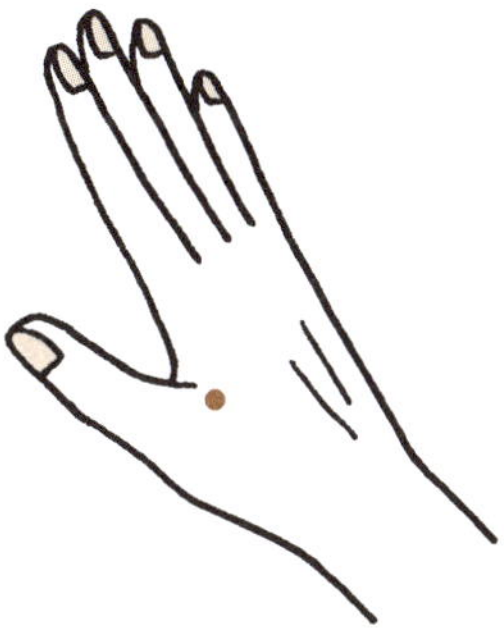

位置　手の甲の親指と人差し指の付け根のくぼんだところ。

押し方　反対の手の親指でグッと押す。

耳鳴りセルフケア

首まわりをあたためる

耳鳴りの多くは、内耳の機能の障害により難聴が生じることで起こります。しかし耳鳴りのなかには、**首や顎の筋肉の収縮が原因となり、顎関節症や歯ぎしり、頭痛によって生じる「体性耳鳴り」というタイプ**のものがあります。

体性耳鳴りは、**首や耳の冷えによって起こりやすくなります**。首や耳は常に外気にさらされる部位であるうえに、とくに冬場は冷えやすいものです。そこで、冬の外出時にはネックウォーマーを使ったり、耳や首を使い捨てカイロなどであたためたりすることで、耳と首を寒さから守るようにしましょう。夏場でも、室内でストールなどを使い、首まわりをクーラーの冷気から守るようにしましょう。

また、39℃程度のお風呂に30分ほどつかる半身浴も、冷えの解消や自律神経を整えるためにはおすすめです。寝るときにもネックウォーマーを使い、首や耳が冷えないように注意しましょう。

内耳の機能障害による耳鳴り・難聴も、血流の悪さがかかわっているため、耳へとつながる血管のある首まわりをあたためることで、症状がやわらぐようになります。

体をあたためる方法

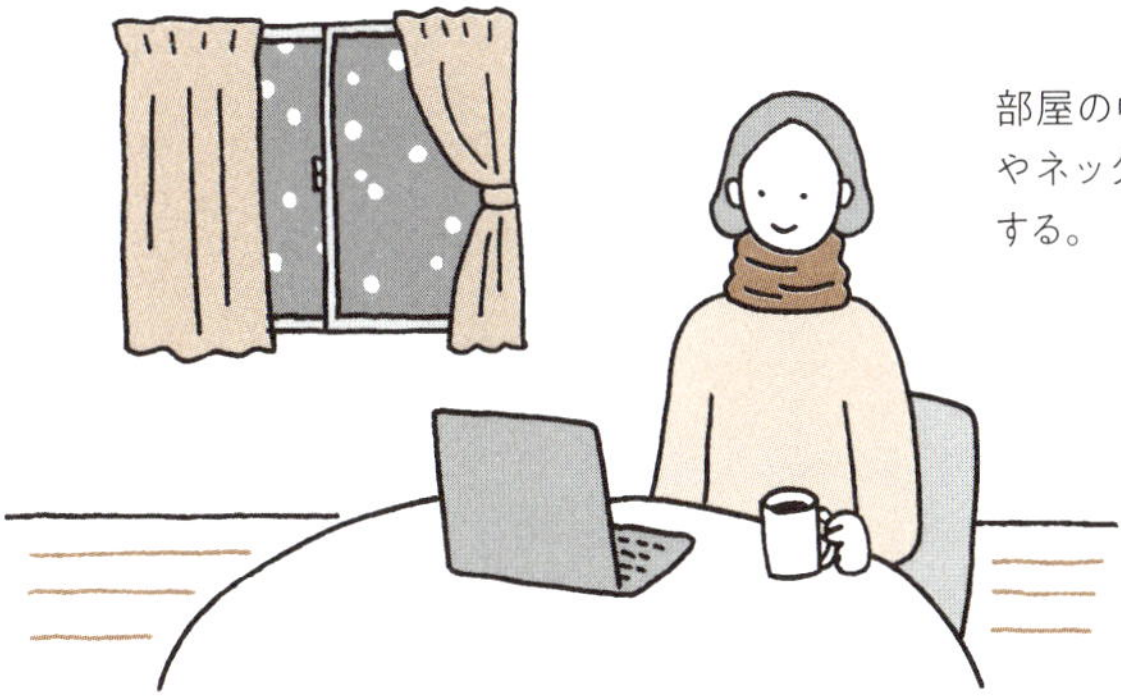

部屋の中でもマフラーやネックウォーマーをする。

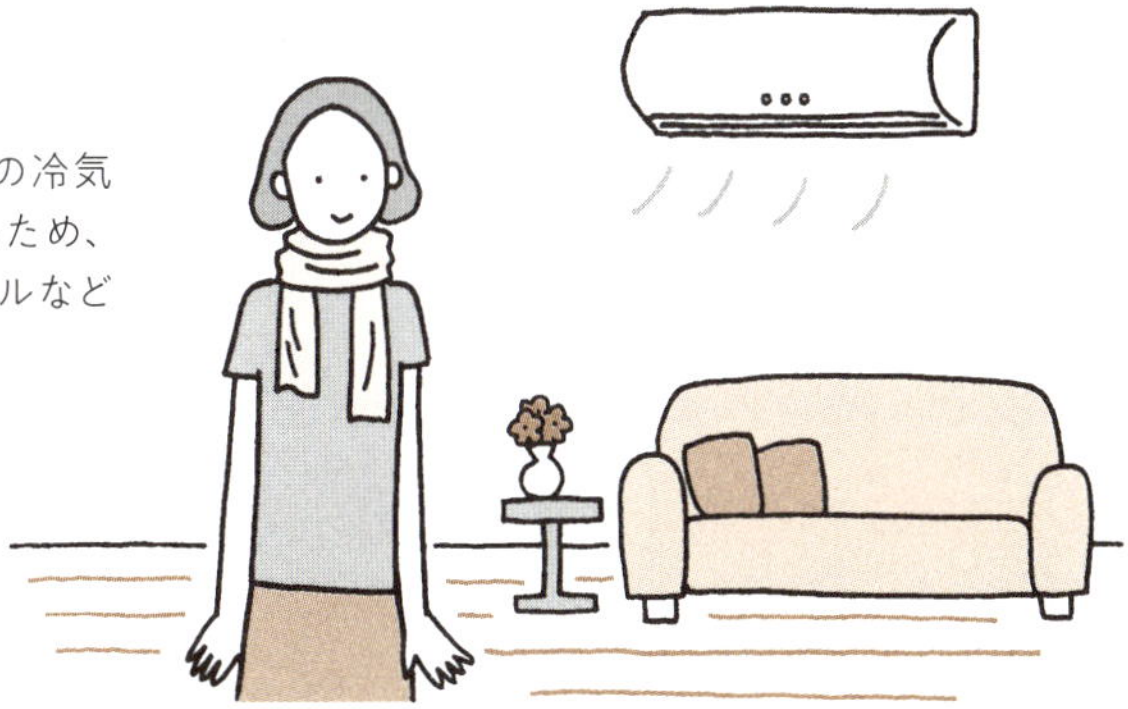

クーラーからの冷気から首を守るため、夏でもストールなどを巻くとよい。

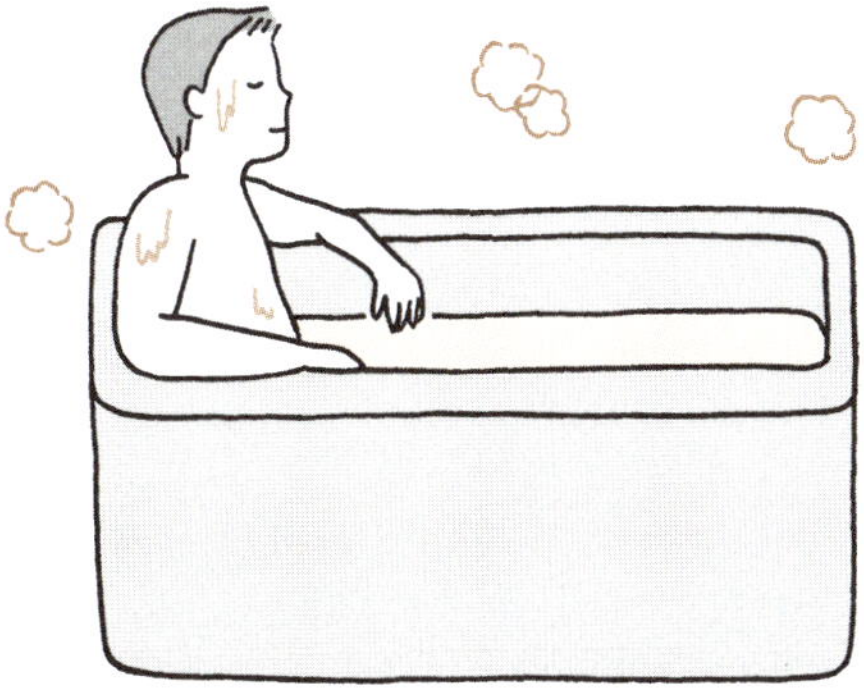

長めの半身浴でじっくり体をあたためる。夏でも湯船につかることが大切。

耳鳴りセルフケア

ありのままを受け入れる

耳鳴りは、たとえ耳をふさいでも聞こえてしまうため、どんなに嫌な音であっても逃れることができず、常に耳鳴りにさらされた状態になります。そのため、耳鳴りを気にしてしまうと、**どんどん意識するようになり、かえって状態が悪くなってしまうもの**です。

耳鳴りによる精神的な負担があまりにも大きい場合には、まずは耳鳴りについて考えるのをやめてみましょう。「どうすれば治るのか」「一生治らないのではないか」などとは考えず、耳鳴りがしているという現状を受け入れてみます。耳鳴りがしたら、「また鳴っているなぁ」と思う程度にとどめ、**耳鳴りとはまったく関係のないことを考えるクセをつけてみましょう。**

あなたの耳鳴りは、悪い病気で起こっているわけではないのです。そして耳鳴りや難聴については、細かいところまでは解明できていません。つまり、どんなに考えても、よりより治療法が見つかることはないのです。まずは耳鳴りがある現状を受け入れて「それでも楽しく生活はできる」と考え、リラックスして日常を過ごすなど、耳鳴りから意識を離すことを心がけましょう。

気持ちを切り替えることが大事

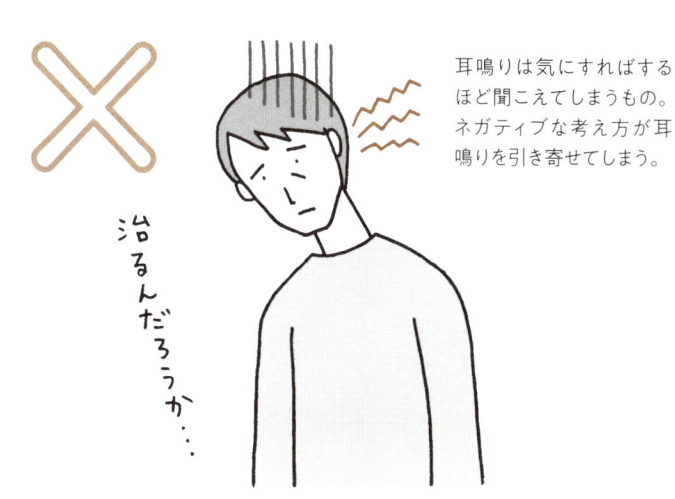

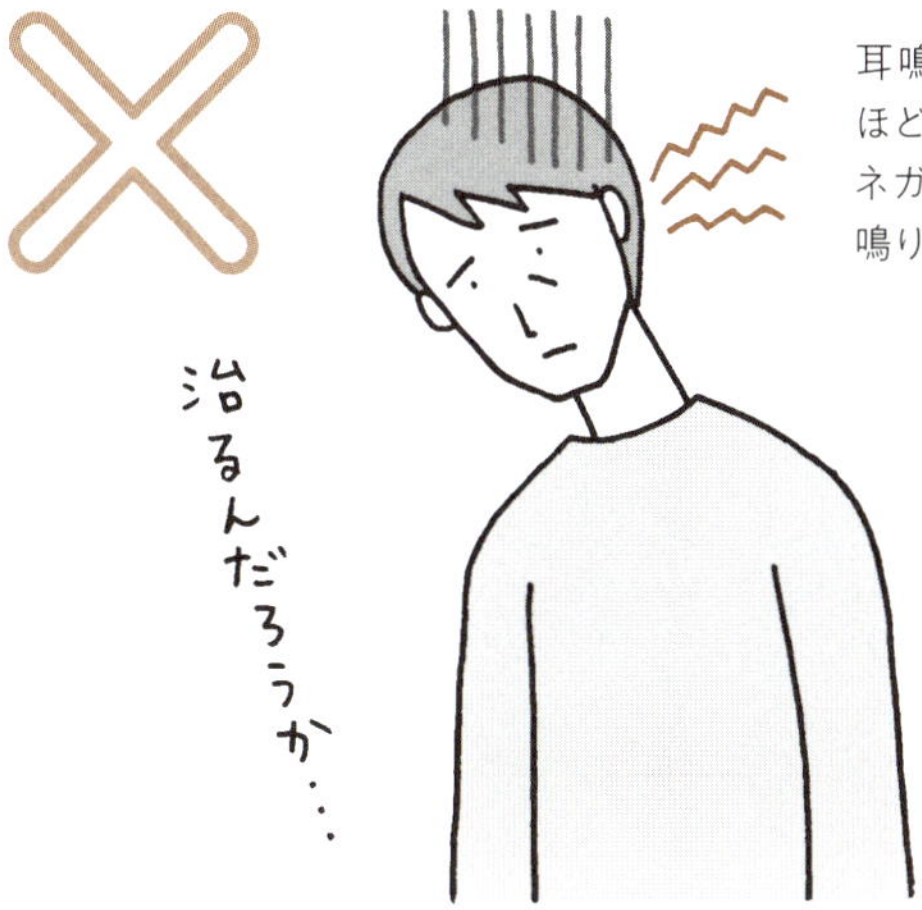

耳鳴りは気にすればするほど聞こえてしまうもの。ネガティブな考え方が耳鳴りを引き寄せてしまう。

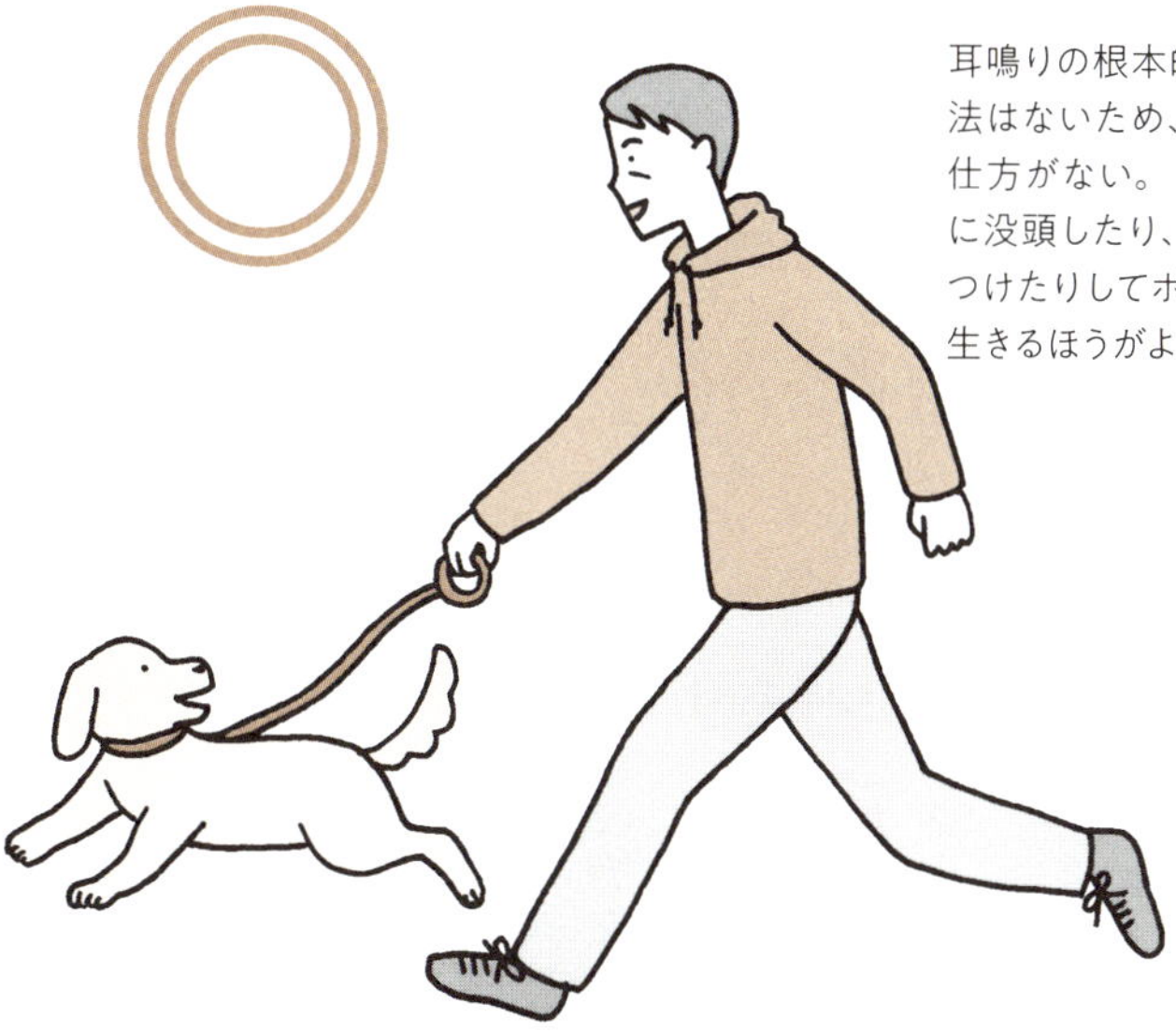

耳鳴りの根本的な解決方法はないため、悩んでも仕方がない。好きなことに没頭したり、趣味を見つけたりしてポジティブに生きるほうがよい。

めまいセルフケア

マッサージ＆エクササイズ

めまいは、平衡感覚をつかさどる機能が低下することで生じることが多く、その原因はさまざまです。そして、その原因に合わせた体操やトレーニングをすることで、めまいを改善することができます。

たとえば、良性発作性頭位めまい症（108ページ）であれば、耳石が三半規管に入り込むことがめまいの原因です。この場合、耳石を元の場所に戻す運動療法が効果的です。

慢性めまい（128ページ）や加齢性めまい（116ページ）を改善するには、平衡感覚を鍛え直すための運動療法を行ってみましょう。たとえば、体操の選手が鉄棒や吊り輪でグルグルと回っても、めまいを起こすことはありません。これは、選手たちが日々平衡感覚を鍛えているためです。そして**平衡感覚は、私たちも鍛えられるものであり、コツコツと鍛えていけば、めまいを改善させることができる**のです。

また、耳や脳への血流の不足が原因の起立性低血圧（122ページ）や、自律神経の不調が原因のめまい（130ページ）では、血液が溜まりやすいふくらはぎのエクササイズをすることで、血流を改善し、めまいを軽減させることができます。

ふくらはぎのポンプ機能アップ

マッサージ

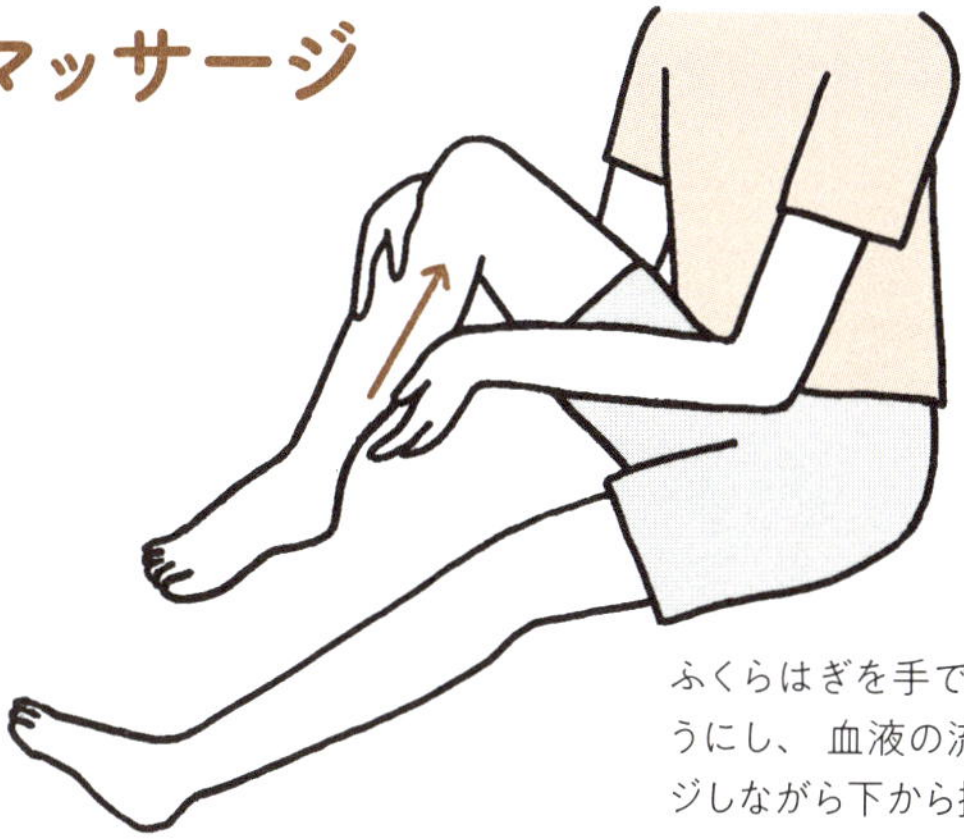

ふくらはぎを手で包み込むようにし、 血液の流れをイメージしながら下から揉み上げる。

かかとの上げ下げ

1

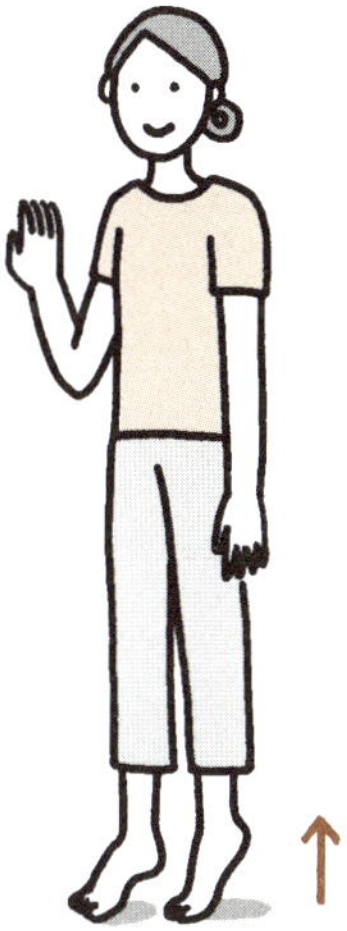

壁に手を当て、 背筋を伸ばし、 かかとをゆっくり上げる。

2

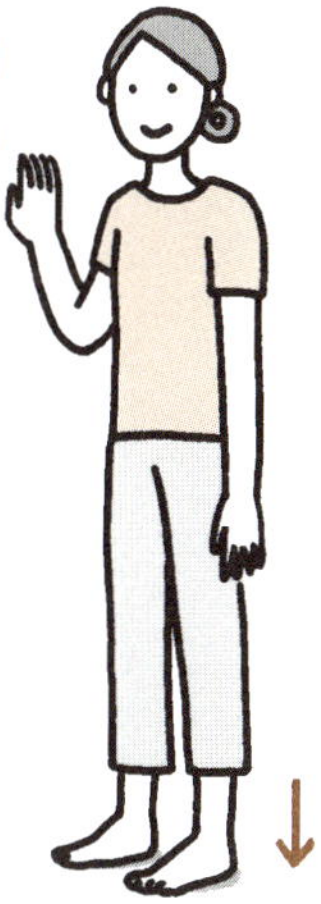

かかとをゆっくり下げる。かかとを完全に地面につけないほうが効果がある。

ゆるスクワット

1

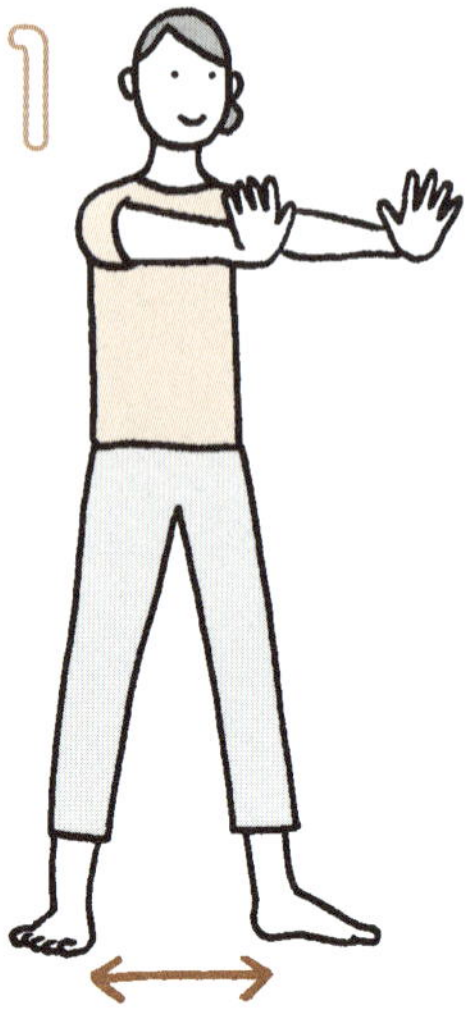

足を肩幅より大きく広げ、両手を肩の高さに上げる。

2

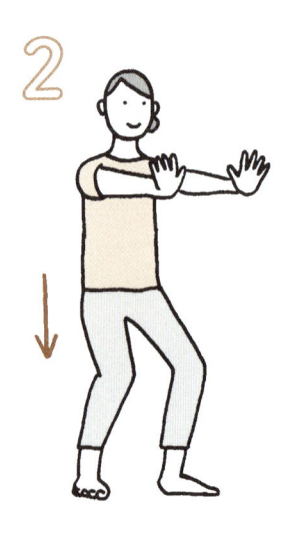

5秒かけてひざをゆっくり曲げ、5秒かけて伸ばす。ひざはつま先より前に出ないように注意。

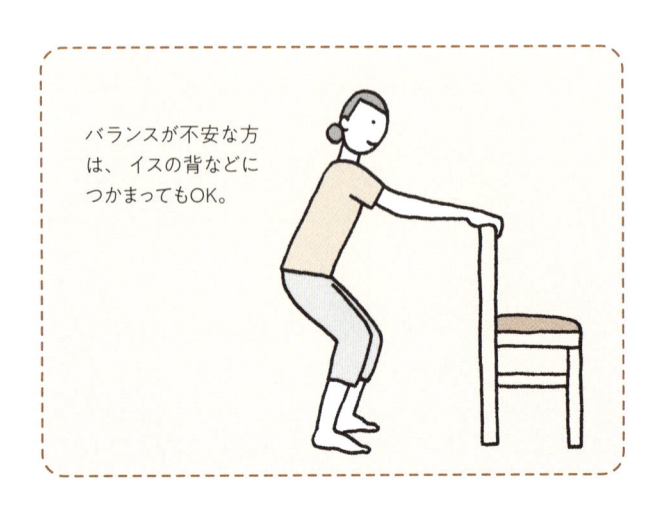

バランスが不安な方は、イスの背などにつかまってもOK。

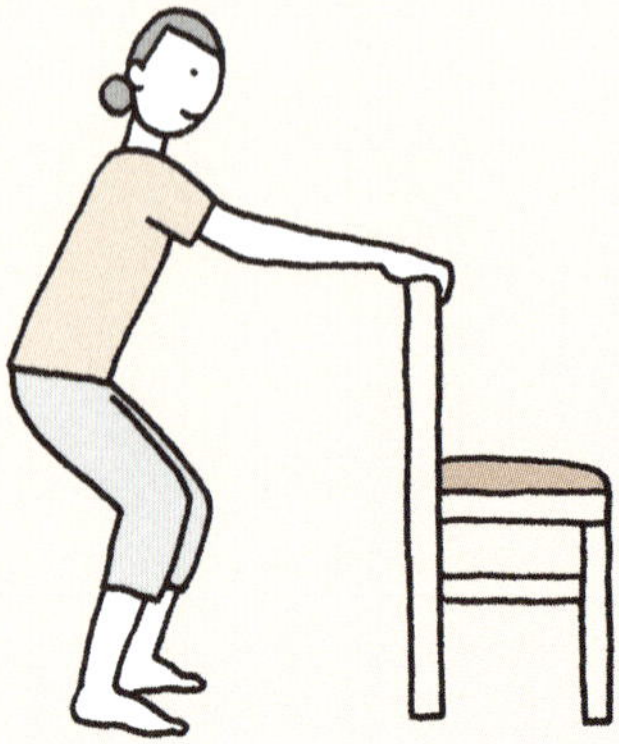

かんたん四股踏み

1

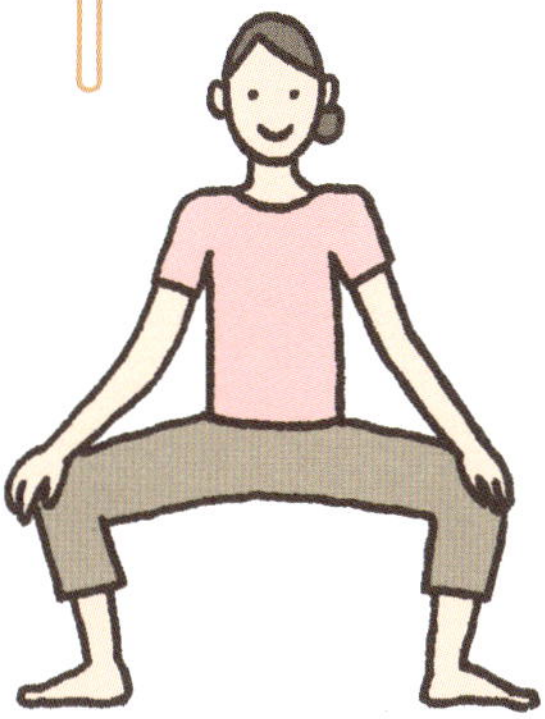

足を広げて中腰で立ち、背筋を伸ばして両手は太ももの上にのせる。

2

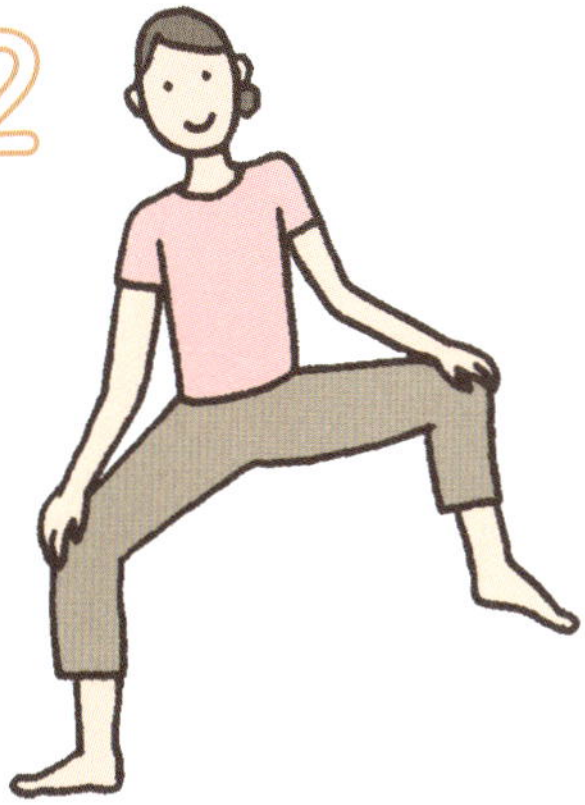

片足をゆっくり持ち上げ、下ろす。もう片方も同様に上げて下ろす。

片足立ちバランス

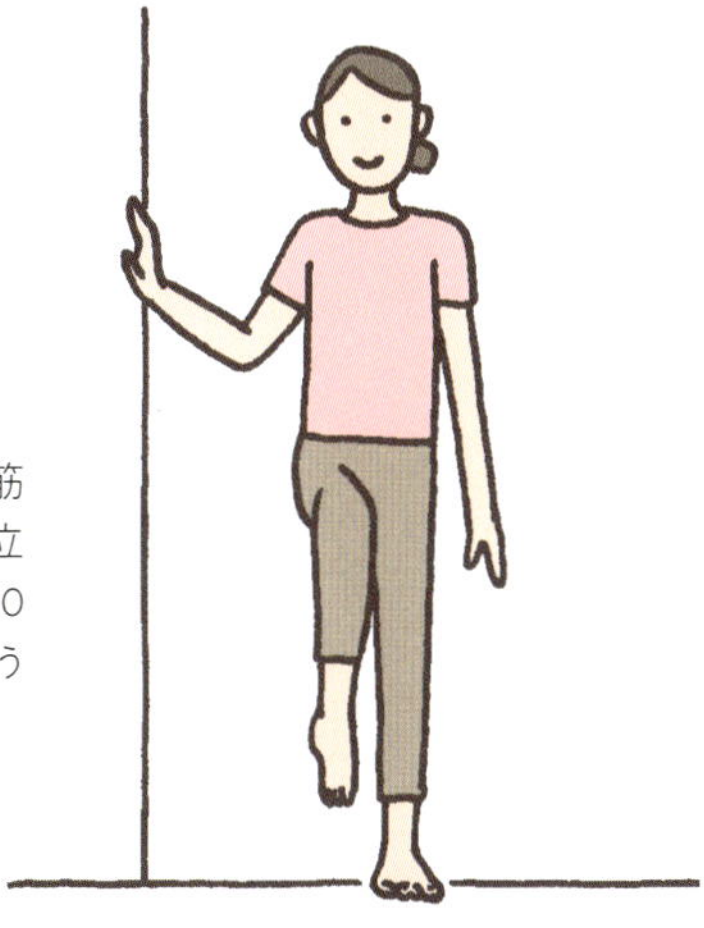

壁に手をつき、背筋を伸ばしてまっすぐ立ち、片足を上げて10秒間キープする。もう片方も同様に行う。

エプレイ法

「エプレイ法」は、良性発作性頭位めまい症（108ページ）によるめまいに効果のある運動法です。頭を動かすことで、めまいの原因となっている**三半規管に入り込んだ耳石を、元の場所に戻します。**

三半規管は、前半規管・後半規管・外側半規管に分かれており、エプレイ法は後半規管に入り込んだ耳石に有効で、左右どちらの耳に原因があるかが判明している場合に行うことができます。

やり方（右耳が悪い場合）

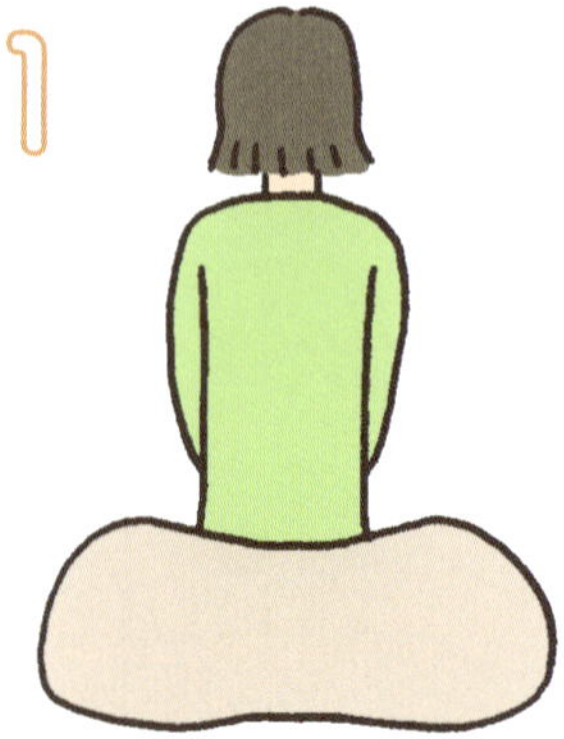

ベッドに座り、クッションや座布団を腰に置く。

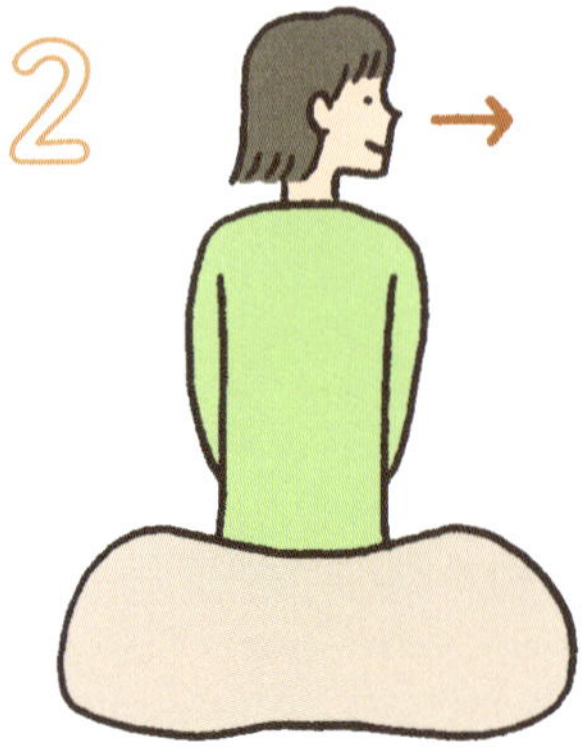

右を向く。

3

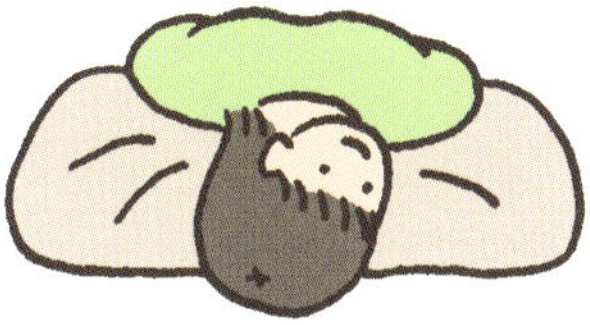

右を向いたままクッションや座布団の上に倒れ、そのまま30秒キープ。

4

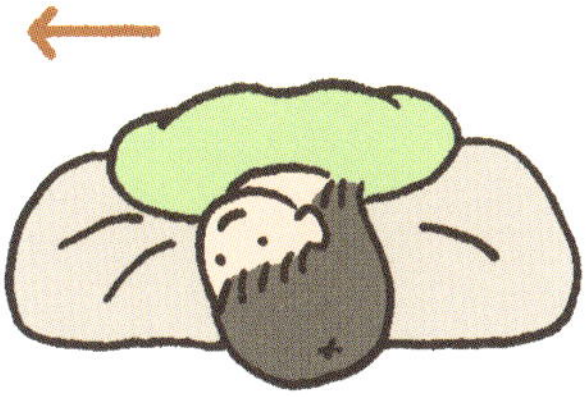

左を向き、そのまま30秒キープ。

5

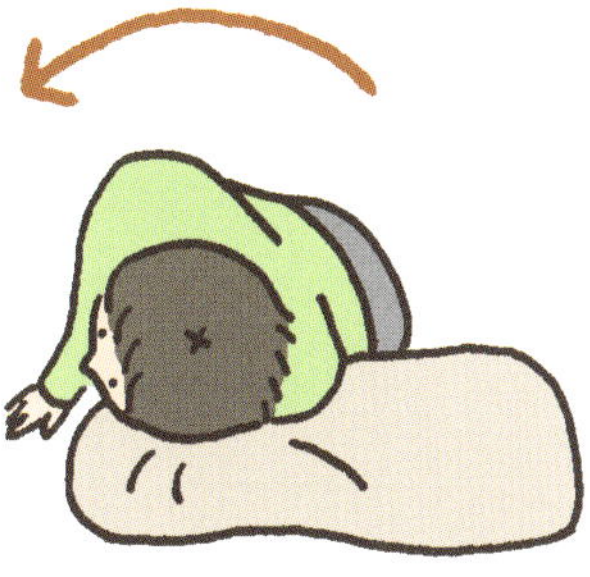

左側にごろんと転がり横を向き、そのまま30秒キープ。

6

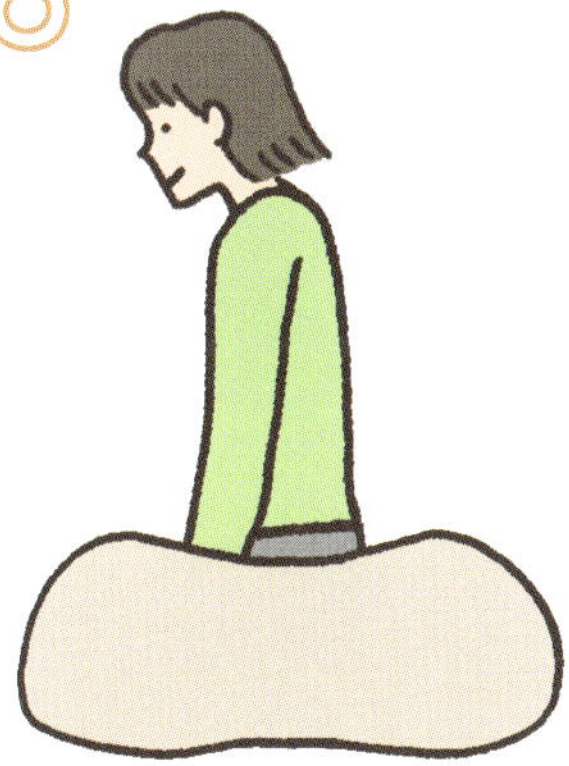

左側に起き上がる。このとき、頭をやや前屈みに。

患部が左耳の場合は、左右逆にして行う。

レンパート法

三半規管に耳石が入り込む良性発作性頭位めまい症（108ページ）の**外側半規管に入り込むパターンであることがわかっているときに効果が期待できる**のが「レンパート法」です。

寝返りのように体を転がして耳石を元の場所に戻す方法で、1日に3回行います。とくにめまいを起こしやすい起床時と就寝時に行ってみましょう。

やり方（右耳が悪い場合）

1

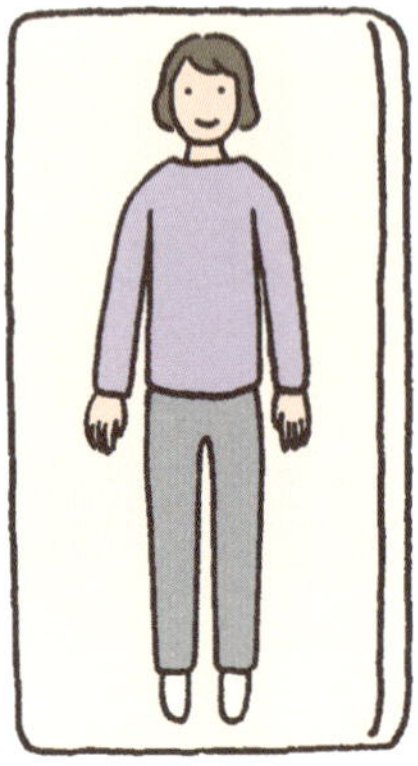

仰向けに寝転がる。

2

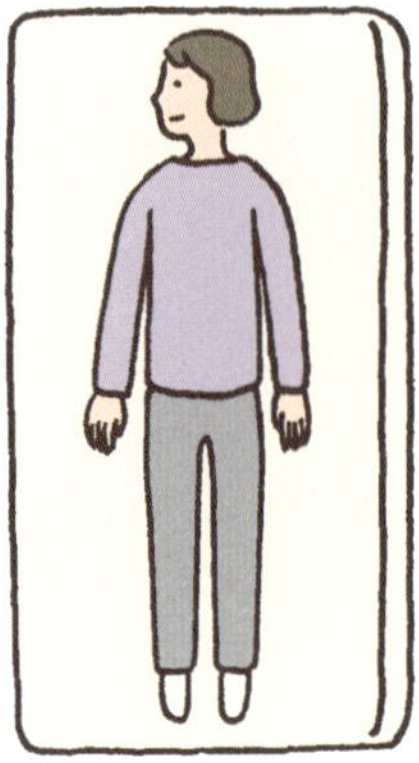

顔だけ右に向ける。

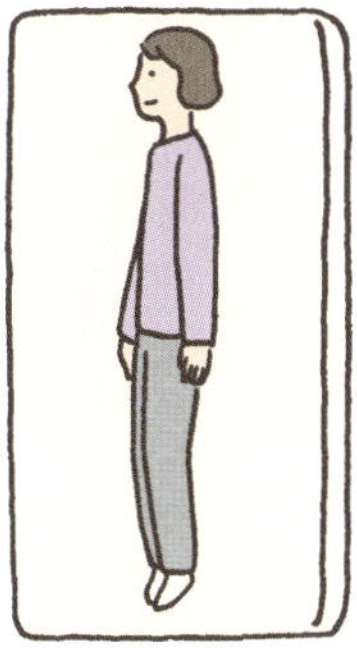

3 体を右に向ける。

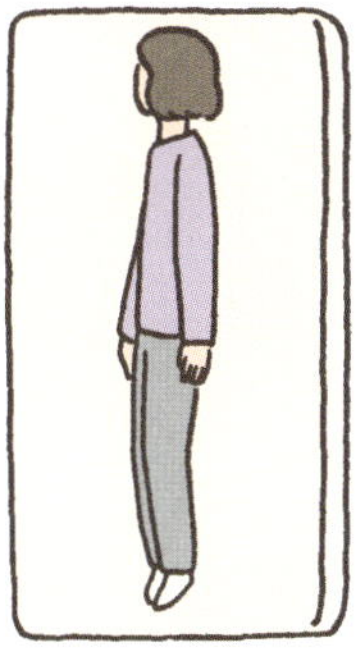

4 体はそのままで、顔を下に向ける。

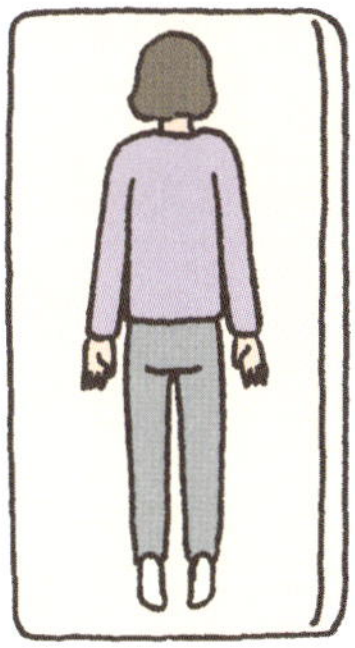

5 体を下に向けてうつ伏せになる。

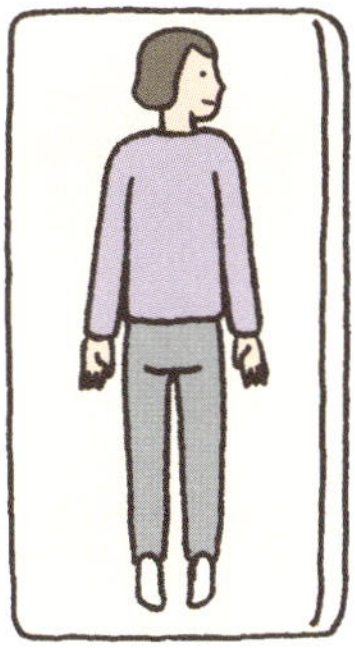

6 体はそのままで、顔だけ右に向ける。

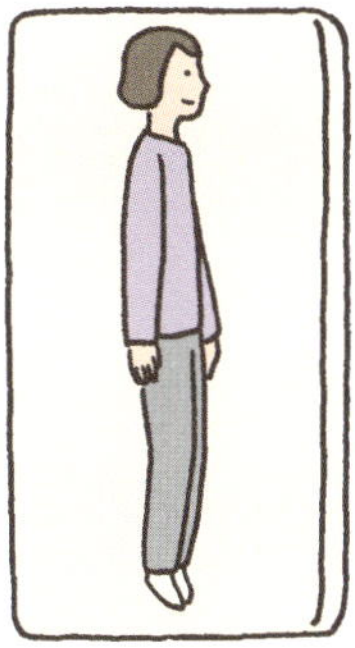

7 体を右に向ける。

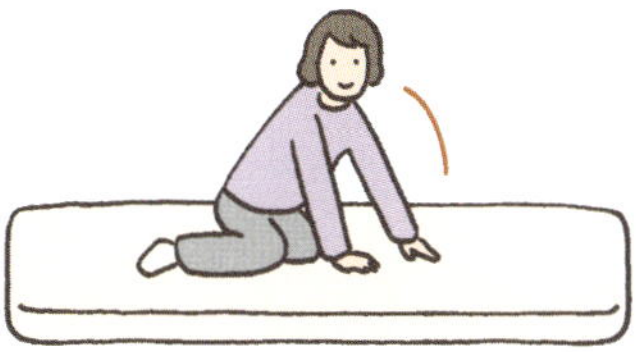

8 起き上がる。

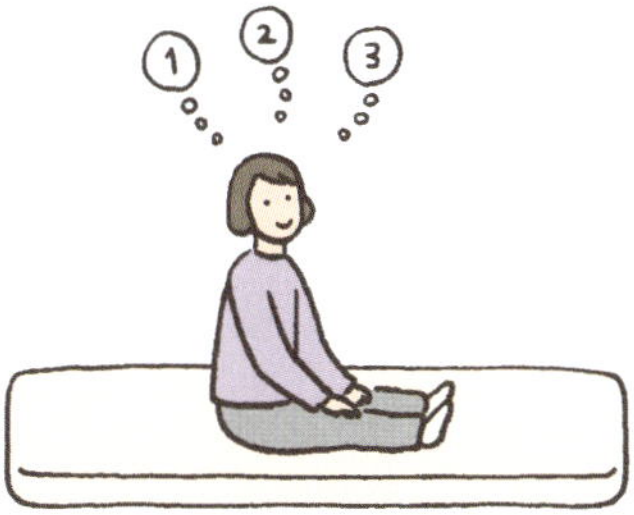

9 足を伸ばして座り、100秒数える。

患部が左耳の場合は、左右逆にして行う。

ブラントダロフ法

「ブラントダロフ法」は、良性発作性頭位めまい症（108ページ）の**三半規管に入り込んだ耳石に対処する**ための運動法です。左右問わず、どの三半規管に入り込んでいるかわからなくても、効果が期待できます。ただし、ほかの運動法とは異なり、三半規管に入った耳石を取り出すのではなく、その耳石をあえて動かし、平衡感覚に支障をきたさない程度の大きさにまで崩すことで、めまいの発生を防ぎます。

やり方

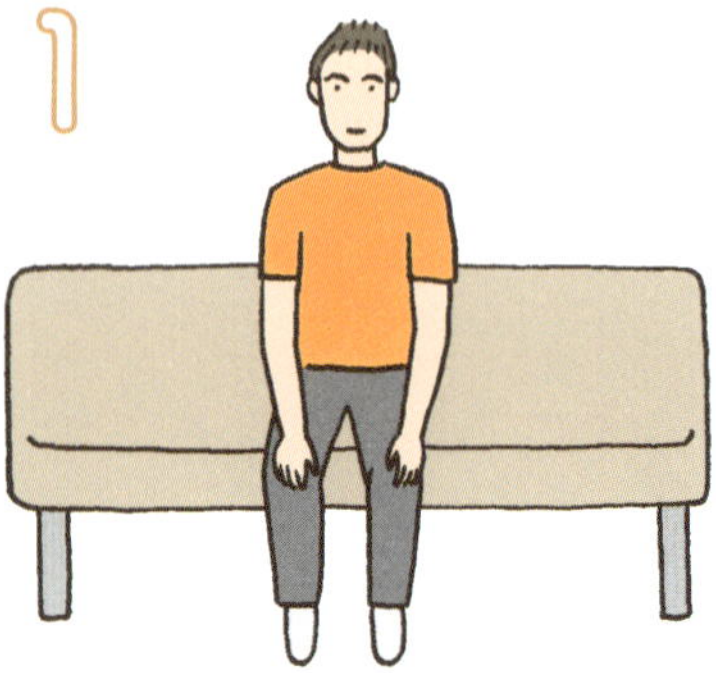

ベッドに腰をかける。

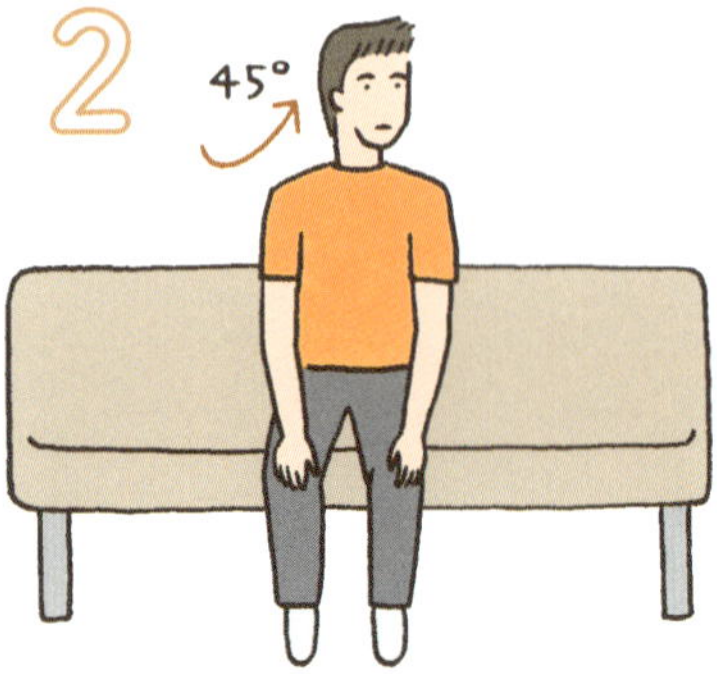

顔を左斜め45°上に向ける。

3

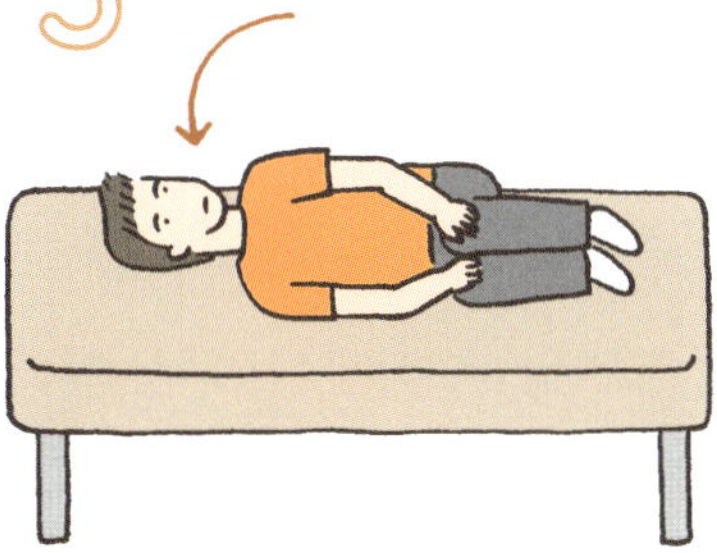

顔はそのままで、上半身を右側に倒す。

4

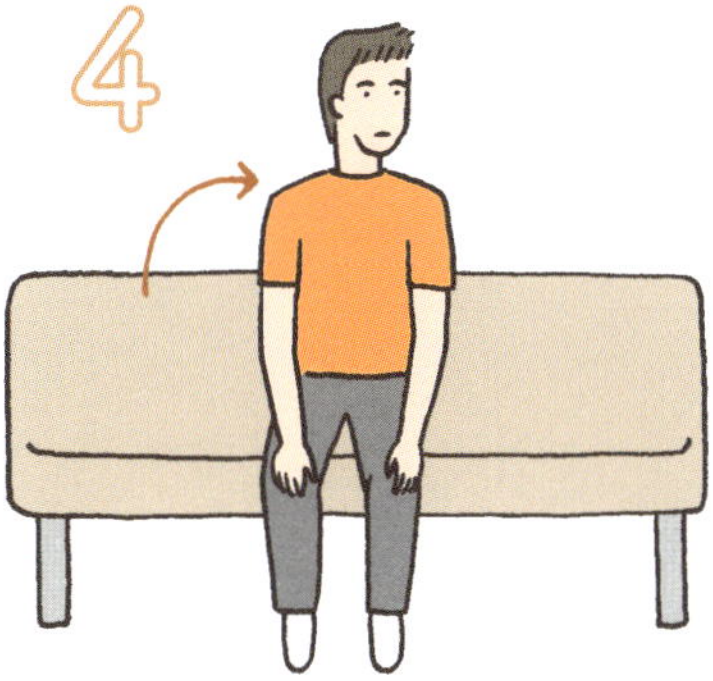

起き上がってベッドに腰掛ける。

5

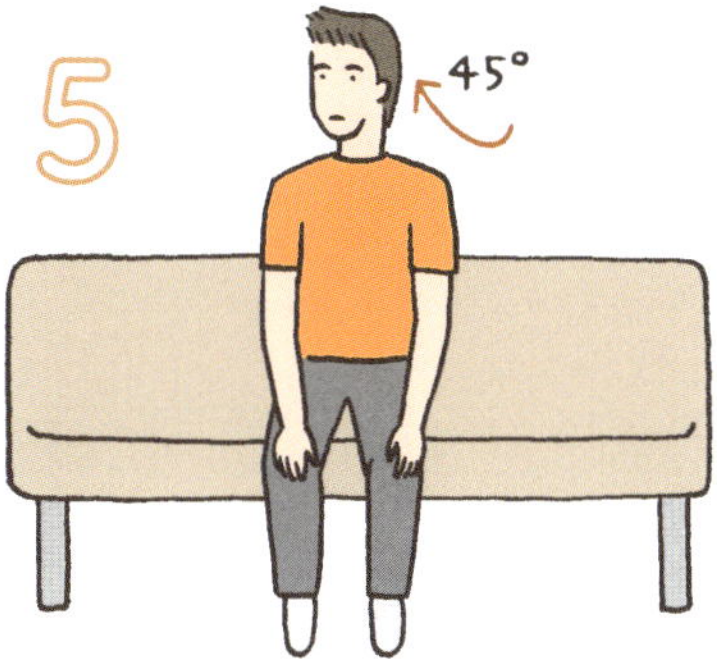

顔を右斜め45°上に向ける。

6

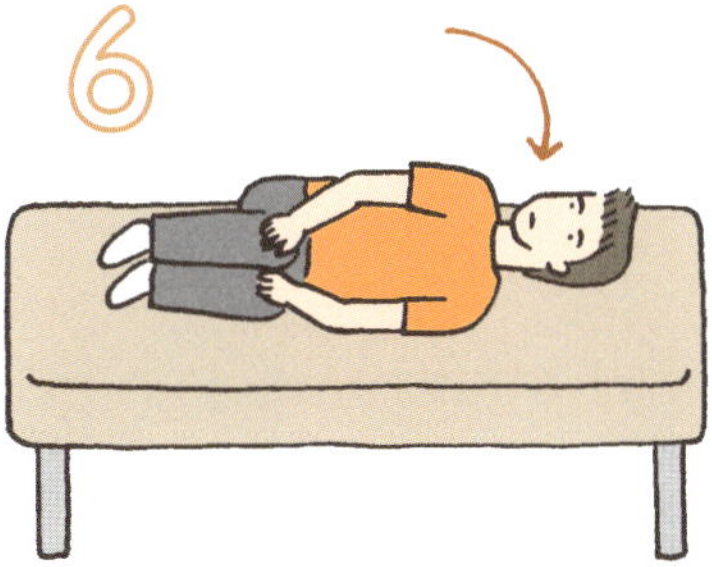

顔はそのままで、上半身を左側に倒す。

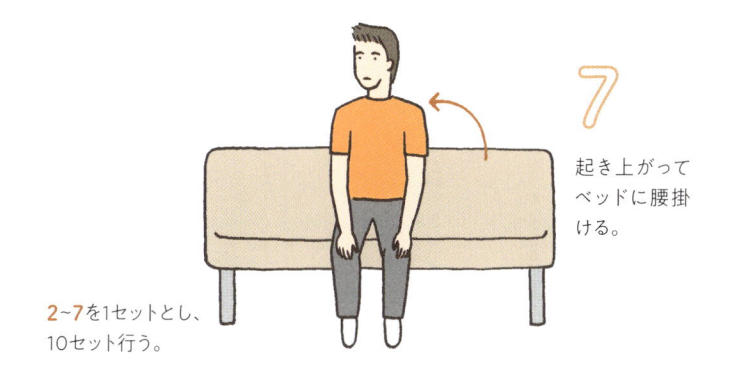

7

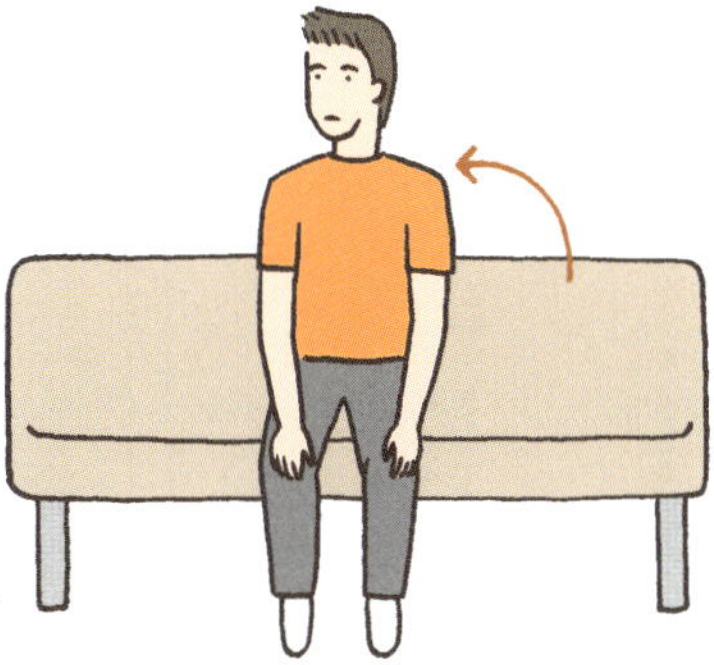

起き上がって
ベッドに腰掛
ける。

2~7を1セットとし、
10セット行う。

寝返り運動

三半規管に耳石が入り込む良性発作性頭位めまい症（108ページ）であることが診断などでわかっていながらも、**左右のどちらの耳で起こっているかが判明していない場合に行う**のが、「寝返り運動」です。寝返り運動は、寝返りのように体を転がして耳石を元の場所に戻したり、耳石を粉砕する方法です。**良性発作性頭位めまい症が再発しやすい人は、定期的に行う**といいでしょう。

1 仰向けに寝る。

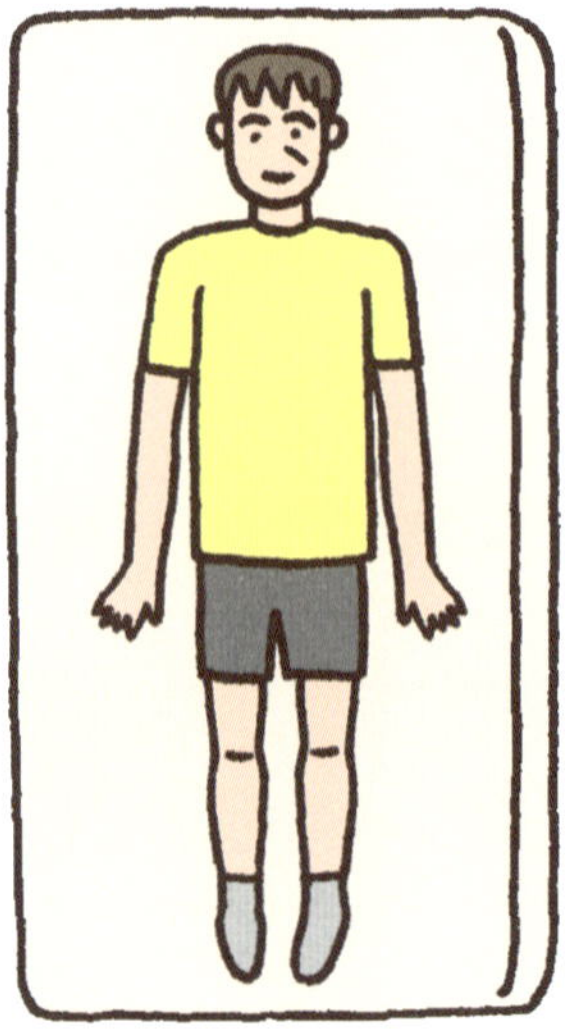

2 顔を右へ向ける。

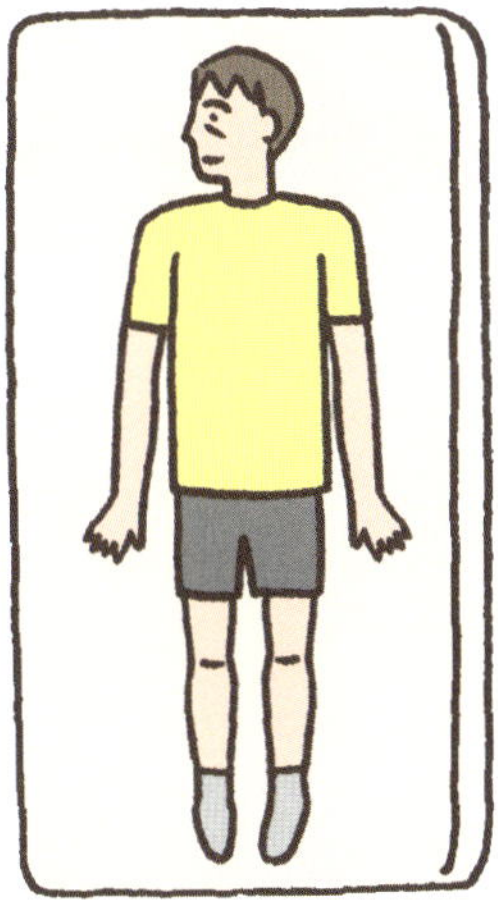

3 顔を正面に向ける。

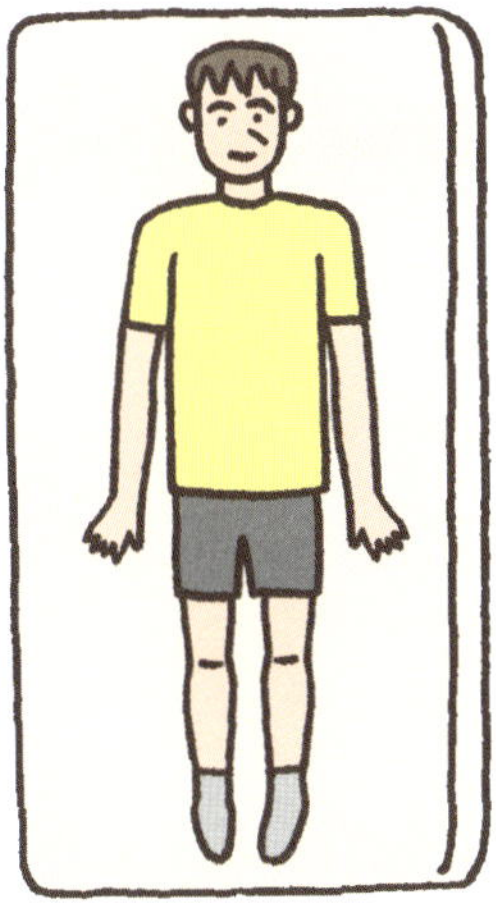

4 顔を左へ向ける。

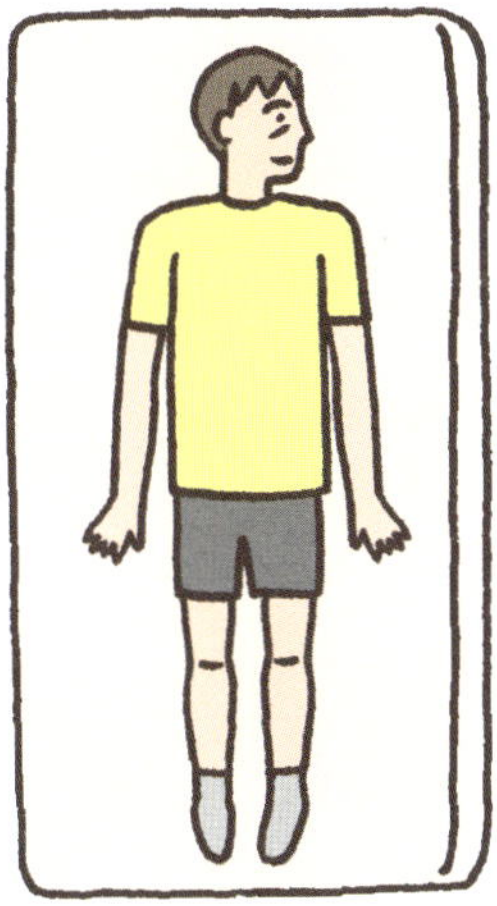

5 顔を正面に向ける。

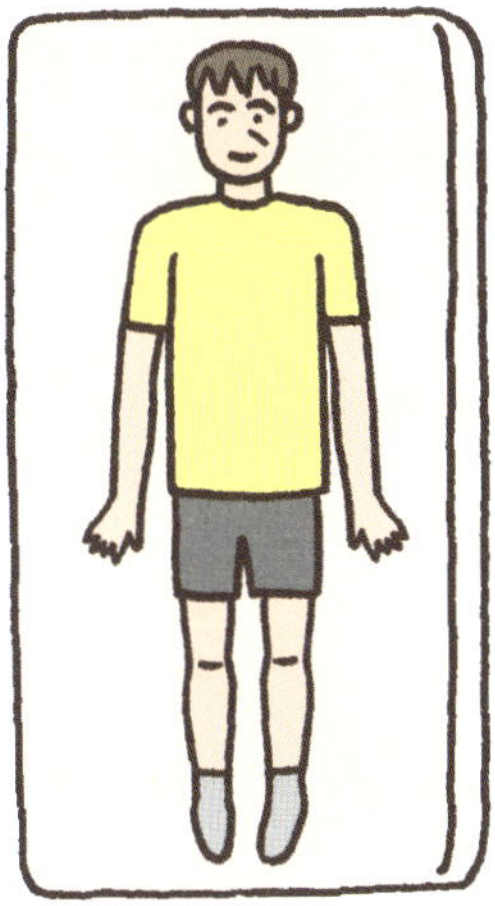

各姿勢10秒間キープする。めまいが起こったら、おさまるまで待って、次の動きをする。1~5を5回くり返す。

頭振り（前庭リハビリテーション①）

「頭振り」は、**前庭の障害が原因となっているめまいを改善する運動法**で、目で動きを追う脳の機能や、内耳と脳をつなぐ前庭神経の機能を鍛えることができます。対象となるのは、メニエール病や前庭神経炎、めまいをともなう突発性難聴などです。

また、私たちの体には、くり返される動きに対し、慣れようとするしくみがあります。そこで、「頭を振る」というめまいの引き金となる行動をあえてくり返し、慣れることで、徐々にめまいを減らせる効果も期待できます。

前庭神経の機能を鍛えるリハビリテーションは、海外ではごく一般的に行われている治療です。有効性も報告されているので、日本国内でも注目度が上がっています。

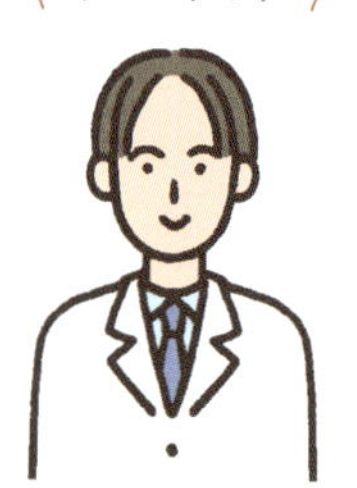

1

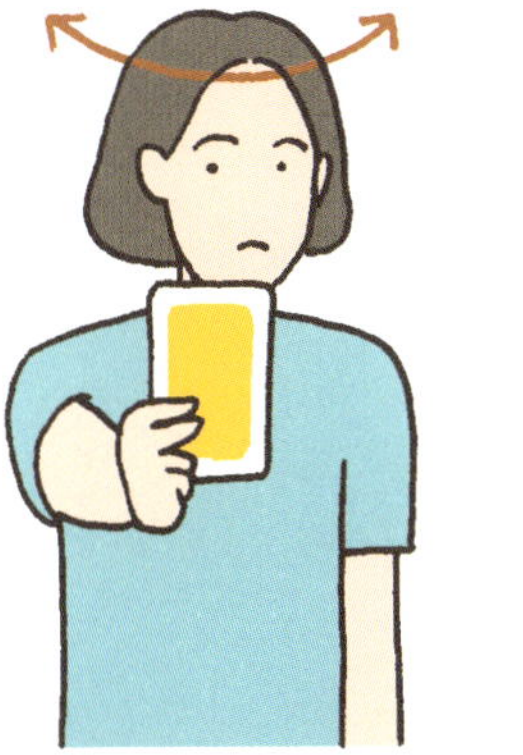

文字や絵の描いたカードを手に持って腕を伸ばす。カードを動かさず、カードの文字を見つめたまま、頭を左右に動かす。1秒間に左右1回ずつ動かすようにし、30秒続ける。

2

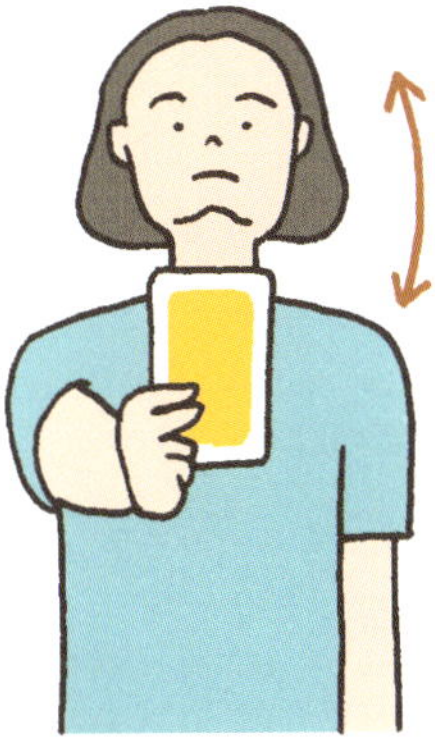

カードを動かさず、カードの文字を見つめたまま、頭を上下に動かす。1秒間に上下1回ずつ動かすようにし、30秒続ける。

3

カードを持った手を左右に動かし、カードの文字を見つめたまま、頭は手と逆になるように動かす。1秒間に左右1回ずつ動かすようにし、30秒続ける。

4

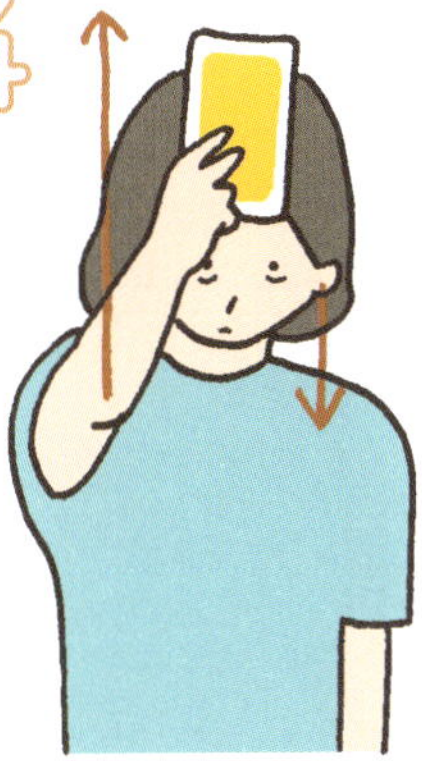

カードを持った手を上下に動かし、カードの文字を見つめたまま、頭は手と逆になるように動かす。1秒間に上下1回ずつ動かすようにし、30秒続ける。

歩行訓練
（前庭リハビリテーション②）

ストレート歩行

1

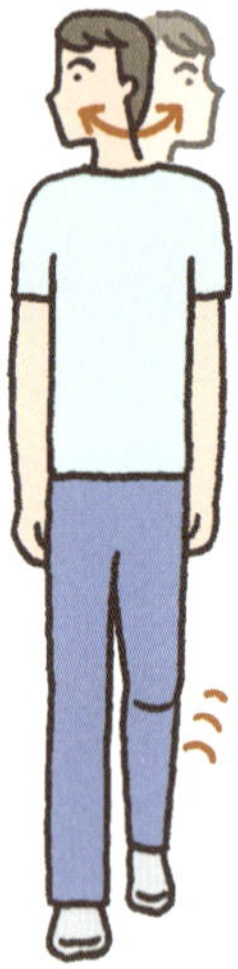

家のリビングや廊下など、3m以上まっすぐ歩ける場所に立つ。左右を交互に見ながら1歩ずつ歩く。

2

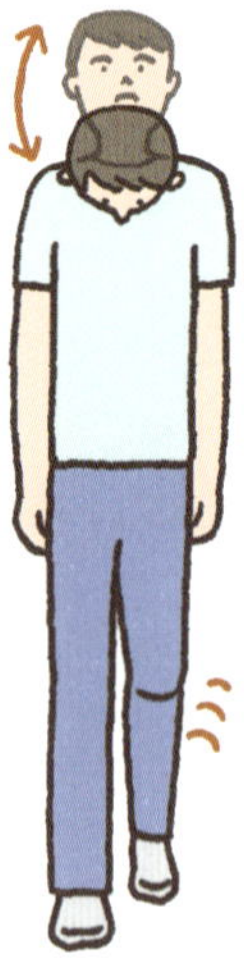

家のリビングや廊下など、3m以上まっすぐ歩ける場所に立つ。左右を交互に見ながら1歩ずつ歩く。

3

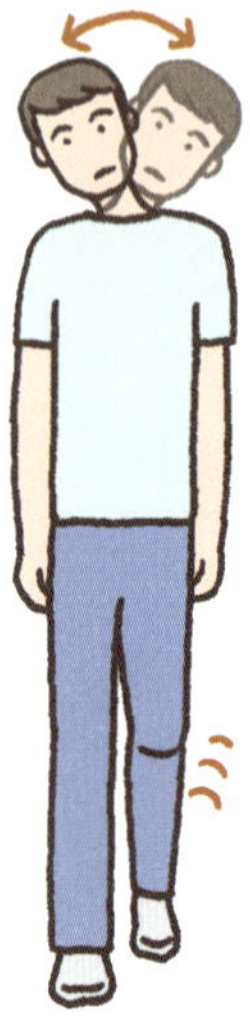

次に左右に首をかしげながら1歩ずつ歩く。**1**～**3**を1セットとし、2～3回行う。

ぐるっとウォーキング

1

いすに座り、3m先にクッションを目印として置く。

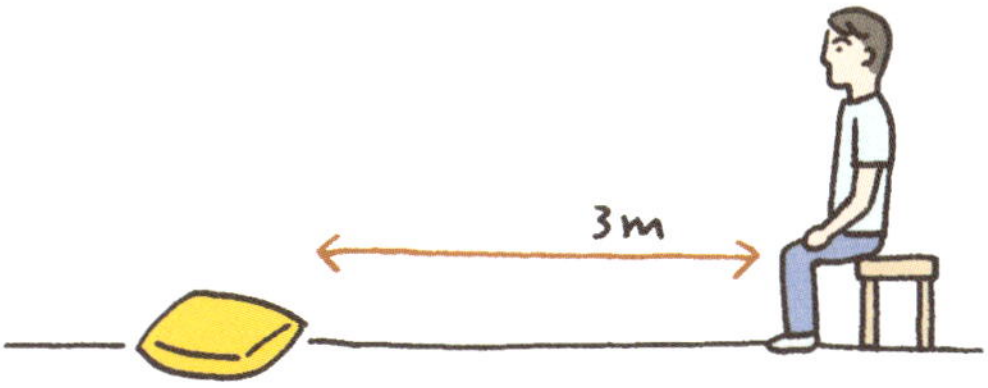

2

いすから立ち上がり、目印に向かって歩く。

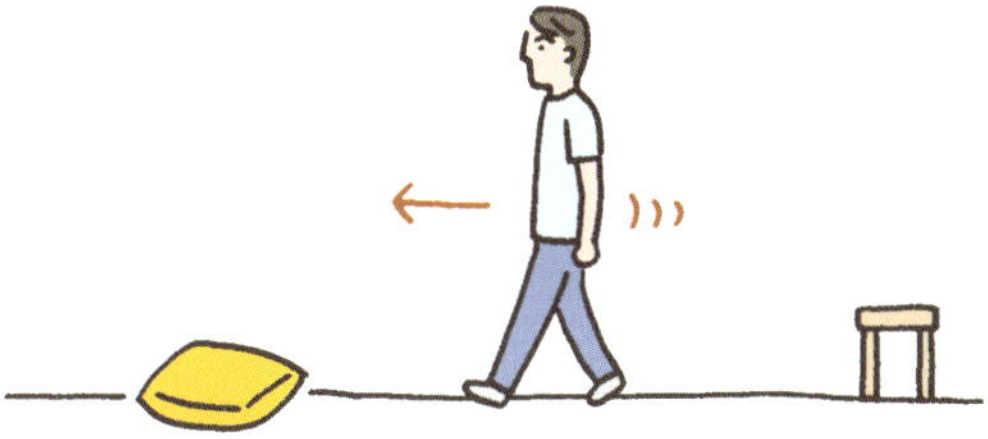

3

目印のまわりを回って、 いすまで歩いて戻る。

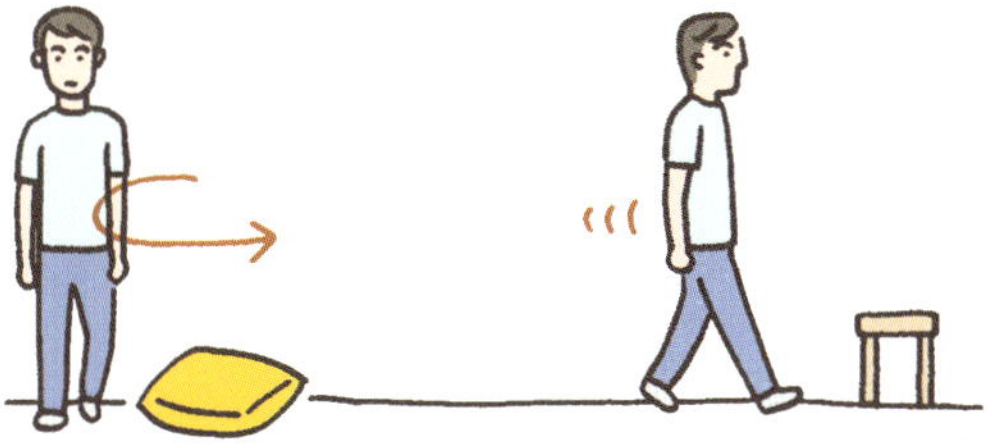

「歩行訓練」は、耳（内耳）・目・足裏や脚の筋肉といった、平衡感覚をつかさどる部位をすべて鍛えられる運動法です。これにより、たとえ**内耳に障害を受けていても、ほかの部位で平衡感覚を補えるようになります。**

また、あえて急な方向転換をする訓練も含まれるため、歩いていて方向を変えたときや、らせん階段を上っているときなどに起こるめまいの改善にも有効です。

めまいセルフケア

足のケア

起立性低血圧（122ページ）のように、**脳での血液不足によって起こるめまいには、足のケアが有効**です。

立っているときや寝ているとき、人間の血液は、重力によって下肢に溜まりやすくなります。本来ならば、自律神経の働きで血圧が上がったり、足の血管が収縮したりすることで脳にも血液を回そうとするのですが、自律神経がうまく働かないと、脳へと血液が回らず、起立性低血圧によるめまいを引き起こします。

そこで、締め付けるタイプの着圧ソックスをはくようにすれば、足に溜まった血液が上半身へと向かいやすくなるだけでなく、ふだんから血液が下半身に落ちてこないようになります。立ち仕事や長時間の座り仕事の合間には、屈伸運動をして脛《すね》の筋肉を動かせば、足の血管を絞る筋肉がリフレッシュします。

また、めまいの予防や改善には、靴選びにも注意が必要です。足裏は、耳や目と同様に、バランスをとるための大切な部位。ヒールの高い靴やサンダル、スリッパでは、足裏のバランスセンサーが働きにくくなりますので、**しっかりと足裏全体で地面を踏みしめられる靴を選ぶ**ようにしましょう。

めまい予防の足のケア

屈伸運動をする

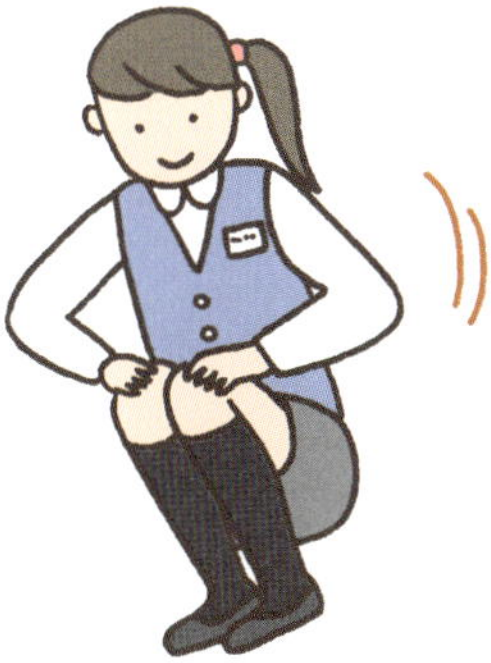

屈伸運動も血流アップの有効な手段のひとつ。立ちっぱなし、座りっぱなしが多い人は、仕事の休憩時などにときどき屈伸をする。

着圧ソックスをはく

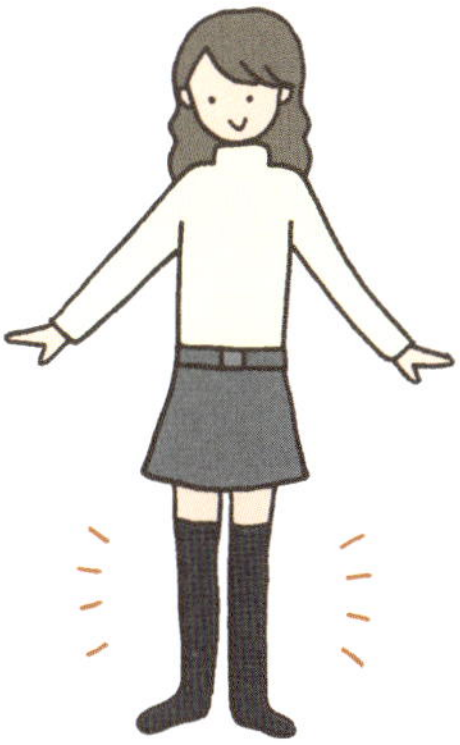

足の筋力不足の人や低血圧の人におすすめ。着圧ソックスをはくと下半身に溜まった血液を上半身に上げることができ、血流がよくなる。

ヒールの高い靴は履かない

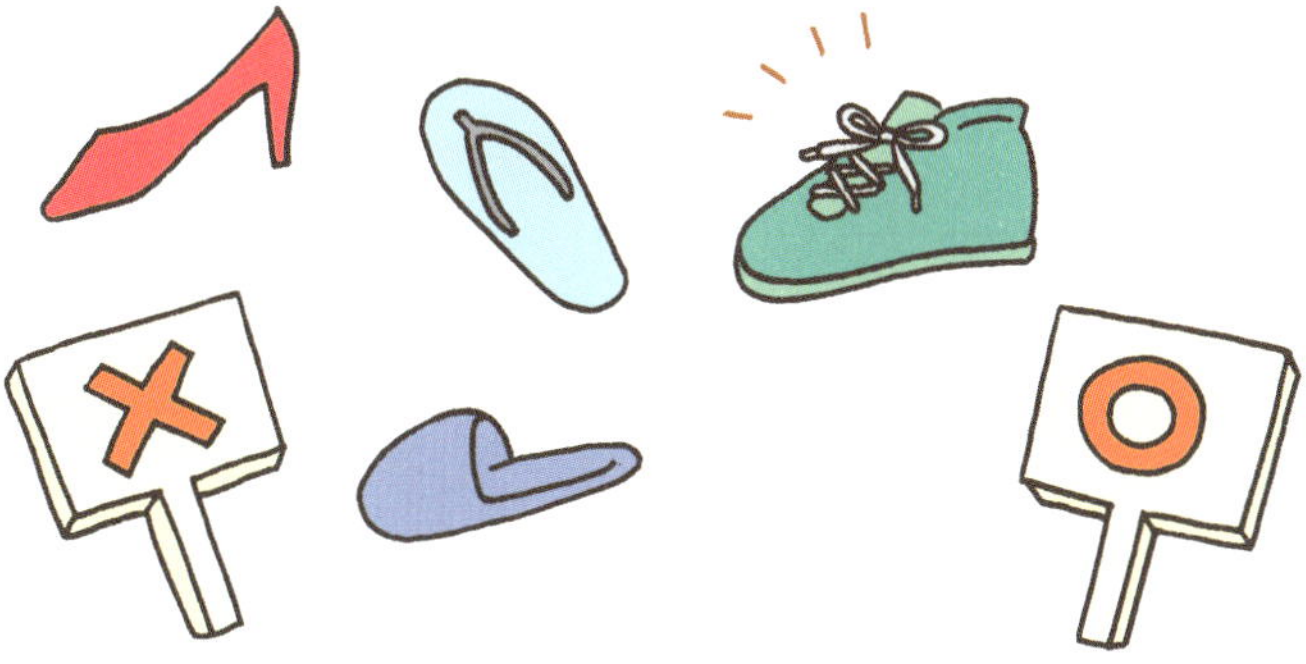

ハイヒールやサンダルなど、バランスがとりにくい靴は、なるべく履かないように。スニーカーなど、安定感のある靴を。

めまいセルフケア

水を飲んで水分量アップ

起立性低血圧（122ページ）によるめまいは、脳での血流が減ることで起こります。足のケア（174ページ）をして、**下半身に溜まった血液を脳へと流すようにするとともに、脳へ向かう血液量を増やすためには、全身の血液量を増やす必要があります**。そのためには、水分を多くとるようにしましょう。**1日あたり1・5～2Lほどを目安**にして飲んでみてください。ただし、一度にたくさん飲むのではなく、1時間ごとにコップ1杯程度をゆっくり飲むようにします。

また、メニエール病（112ページ）のセルフケアとして、「水分摂取療法」という水を飲む方法があります。メニエール病の原因である内リンパ水腫（内耳でのむくみ）は、脱水やストレスによって抗利尿ホルモンの分泌が過剰になることで起こるとされています。そこで、**水分を十分に摂取してストレスを軽減すれば、抗利尿ホルモンの分泌を抑えられ、内耳がむくみにくくなり、めまいが抑えられる**と考えられているのです。

なお、心臓や腎臓に持病のある人は、ここで紹介した方法を自己判断では行わず、医師に相談のうえで行ってください。

積極的に水分をとる

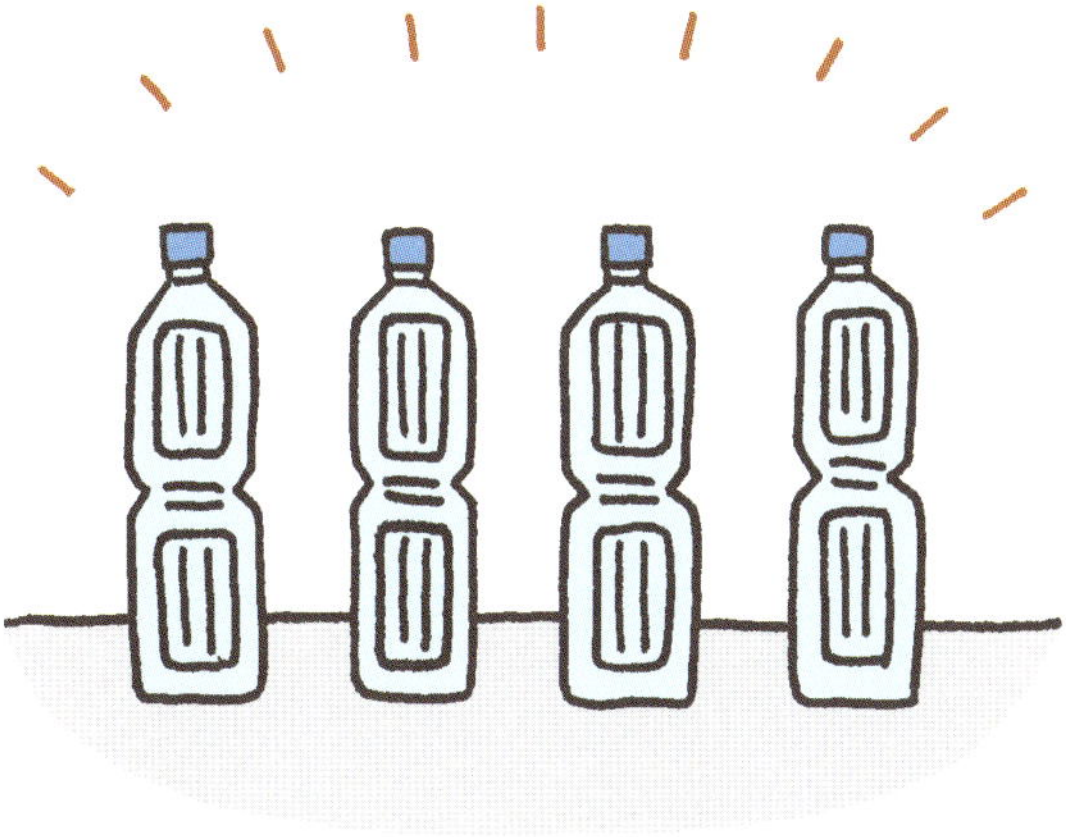

血液量を増やすためには、水分をしっかりとることが大切。
目安は1日2リットル。

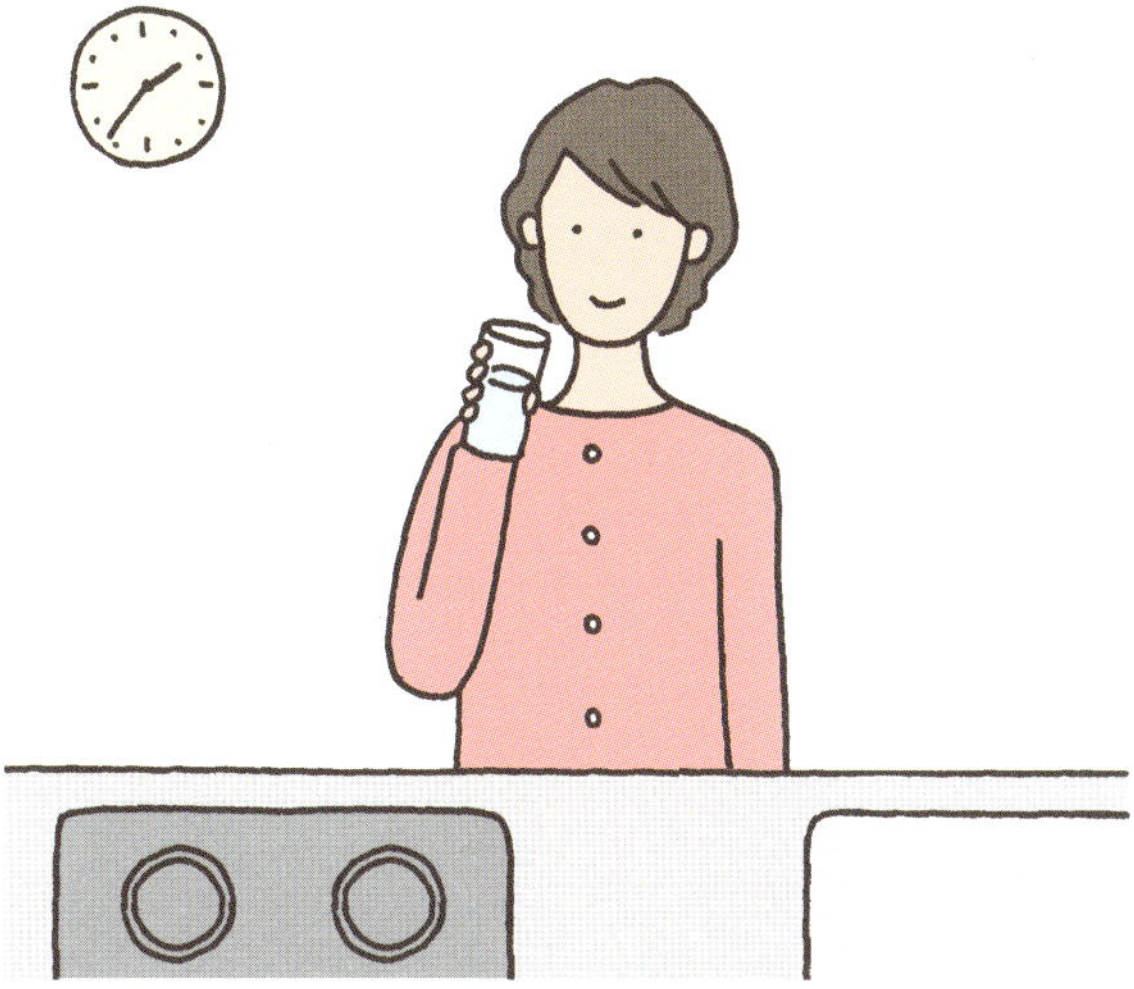

1回に大量の水を飲むのではなく、1時間に1回、コップ1杯程度を飲む。こまめにとるようにする。

めまいセルフケア

市販薬・漢方薬を飲む

急にめまいが起こったときや、**手持ちに処方薬がないときなどには、市販薬を活用**してみましょう。

めまいが起きた直後の救急・急性期には、「トラベルミン」（エーザイ）がおすすめです。酔い止め薬ですが、めまいの頓服として処方されている成分が入っています。また、漢方薬の「五苓散《ごれいさん》」には即効性があり、「テイラック」（小林製薬）、「キアガード」（ロート製薬）という商品名でも販売されています。

めまい発作から1週間ほど過ぎた亜急性期には、吐き気を抑え、後頭部や脳内の血流を改善する成分含有の「トラベルミンR」（エーザイ）がおすすめです。

めまいが1か月以上続く慢性期には、医療機関でも漢方薬が処方されます。代表的なのは「五苓散」と「苓桂朮甘湯《りょうけいじゅつかんとう》」です。この2つの漢方薬は、中医学でめまいの原因とされる「水毒《すいどく》」（余分な水分が体内から排出されにくい状態）を解消するものです。また、体力が低下しているときには、「補中益気湯《ほちゅうえっきとう》」を栄養ドリンクの代わりに。高齢の方でフラッとしたり頭が重い感じがしたりするときは、脳の血流をよくする「釣藤散」がおすすめです。

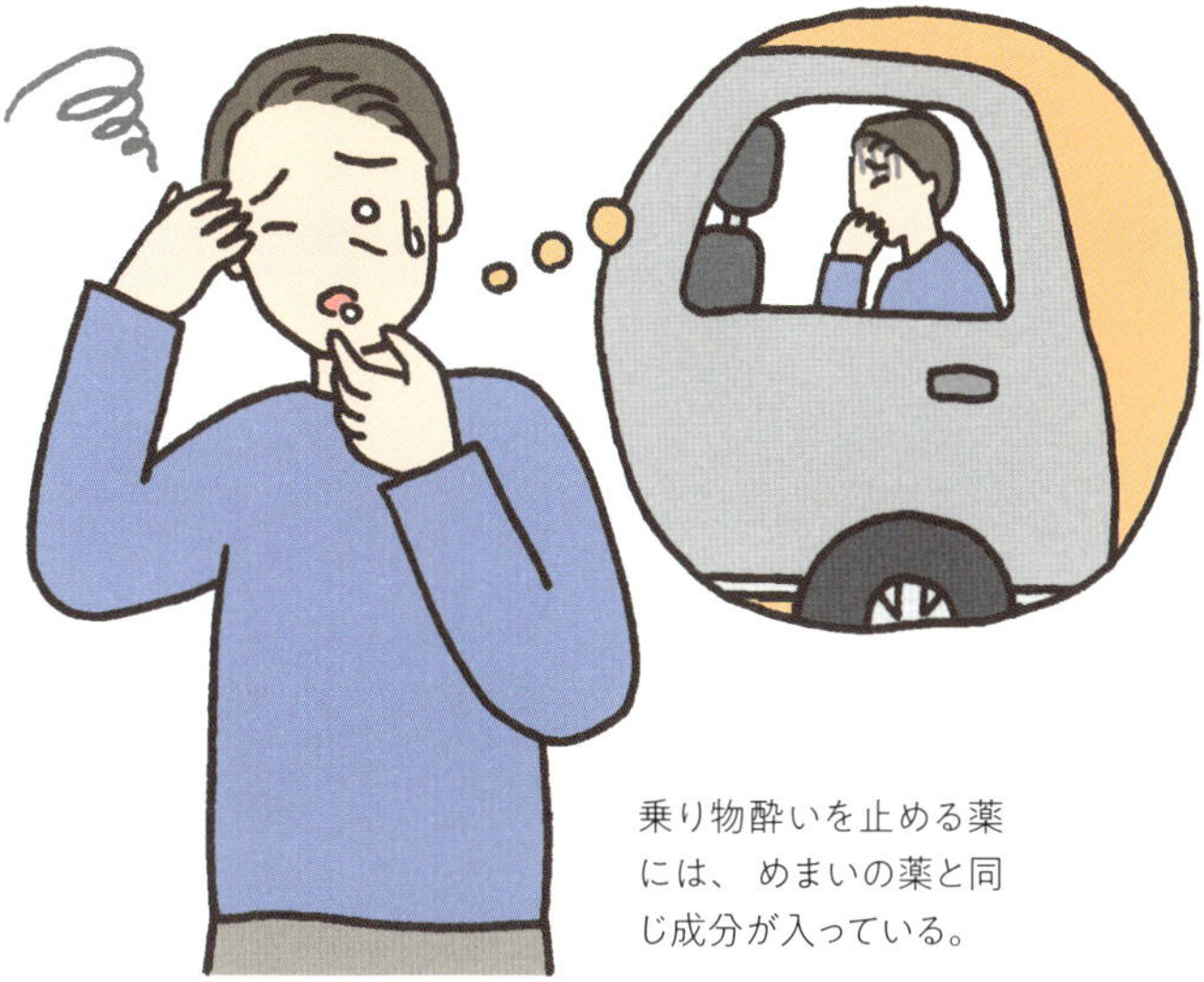

乗り物酔いを止める薬には、 めまいの薬と同じ成分が入っている。

めまいがあり、 むくみや手足の冷えを感じている人には「五苓散」がおすすめ。

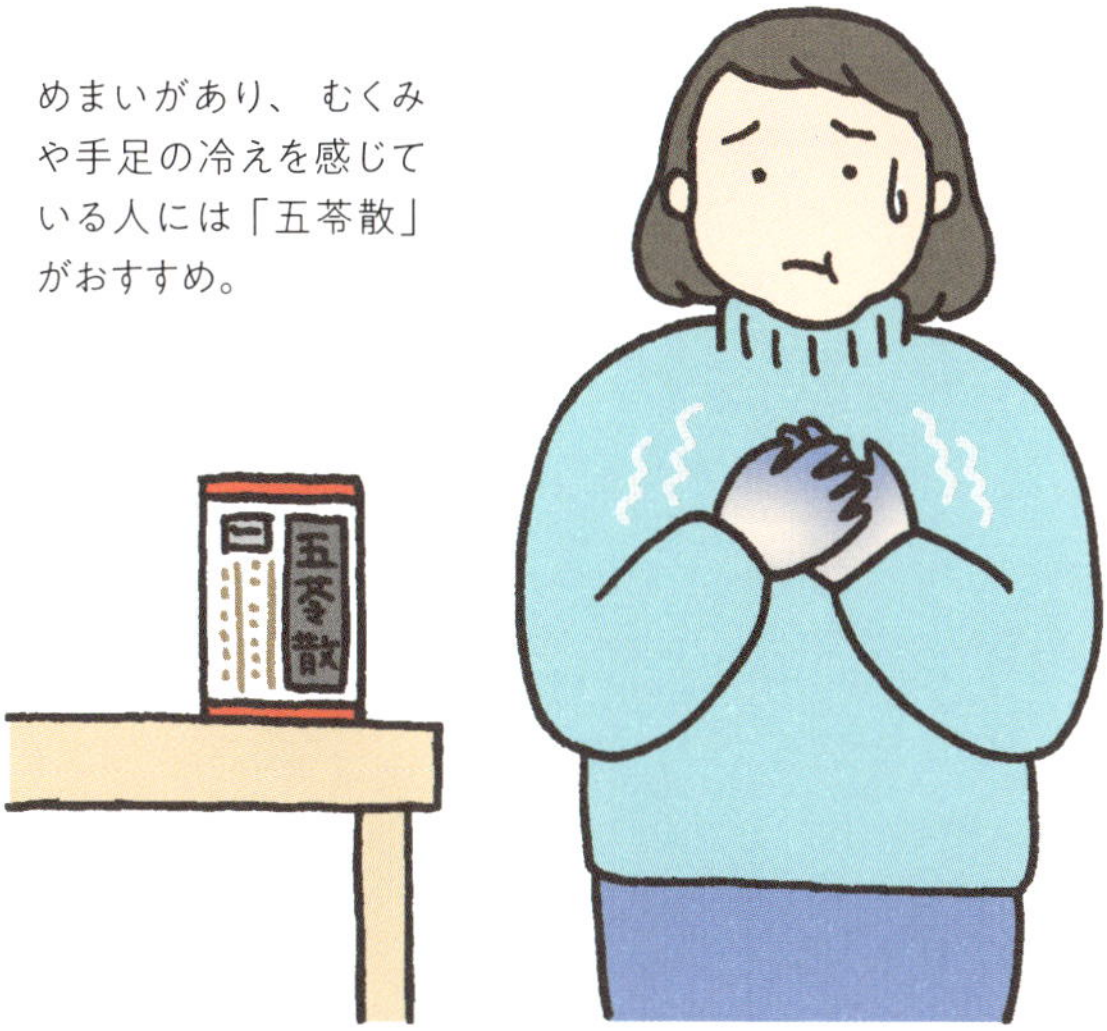

めまいセルフケア

枕を高くして寝る

良性発作性頭位めまい症（108ページ）は、耳石器から剝がれた耳石が、三半規管に入り込むことで生じます。この耳石の侵入は、就寝時に起こりやすいとされています。そのため、朝、目が覚めたときにめまいが起こり、目の前がグルグルと目が回ってしまった……といった症状を引き起こすことがあります。

就寝時の耳石の三半規管への侵入を改善するには、耳石を元の場所に戻す運動（162ページ、164ページ、168ページ）などがありますが、**侵入予防として枕を高くするのもとても有効**です。

枕を高くすると、寝ているときにたとえ**耳石が剝がれ落ちたとしても、三半規管まで入りにくくなります**。これは、三半規管が頭の後ろの方にあるためで、頭が30度程度起き上がった状態であれば、耳石は入り込めなくなるのです。

枕を高くする際には、枕の下だけでなく、肩や背中の下にも座布団を敷くなどして、上半身が少し起き上がった形で寝るようにしましょう。

最近では、背中のあたりまでゆるやかな傾斜がついた枕やマットレスも販売されていますので、活用してみましょう。

めまいに効く枕の作り方

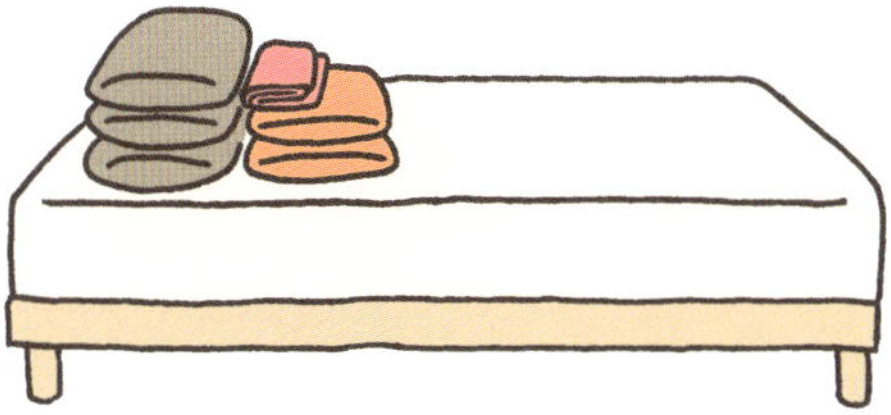

1 土台を作る

頭が高く、背中にかけてなだらかに低くなるようにクッション（または座布団や枕）を置く。

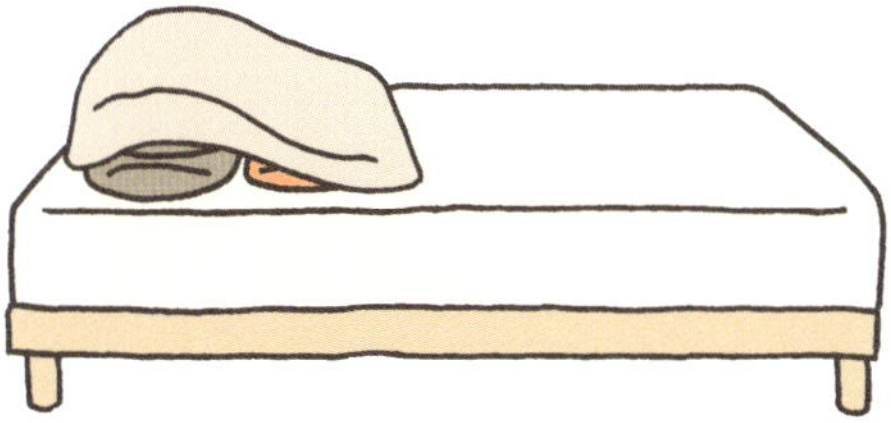

2

1の上にバスタオルをかける。

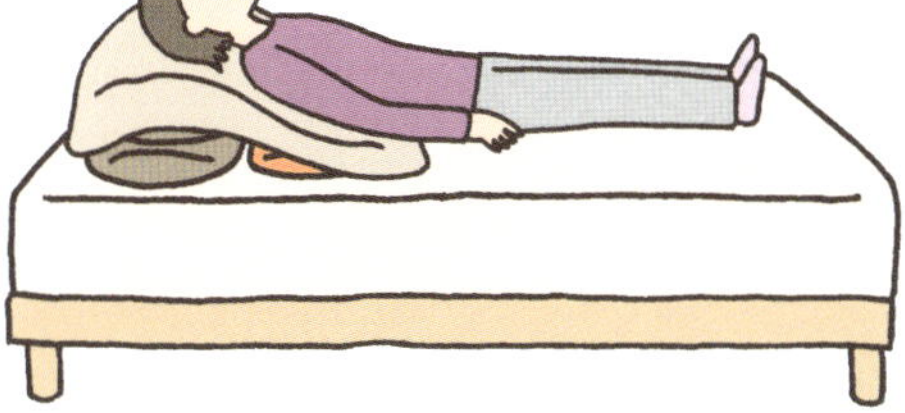

3

仰向けで寝る。

耳鳴り・めまいセルフケア

耳鳴り・めまいに効く食事

耳鳴りやめまいの改善のためには、**1日3食を規則正しく、栄養バランスを考えてとる**ようにしましょう。栄養の偏った食事は、高血圧症や糖尿病などの生活習慣病を招き、耳鳴りやめまいの原因となる動脈硬化を発症させてしまいます。また、**生活習慣病を発症すると、血流が悪くなり、これも耳鳴りやめまいの原因**となります。

耳や脳には、とても細い血管がはり巡らされています。そして細い分だけ、血流が悪化すると血液がなかなか流れてこなくなります。すると、その血管のまわりに酸素や栄養が行きわたらなくなることから、神経や細胞の再生・修復がしにくくなります。これが耳鳴りやめまいの発症・悪化につながっているのです。

症状の改善のためには、ビタミンB_{12}を積極的に摂取しましょう。レバーや豚肉、うるめいわし、さんま、あさり、しじみなどに多く含まれているビタミンB_{12}は、神経の代謝を促す作用があることから、耳鳴りやめまいの治療に用いられるビタミン剤にも含まれている成分です。

ほかには、末梢神経の働きを高めるビタミンB_1や、細胞の再生にも必要なビタミンB_2の摂取も心がけて。

積極的にとりたい食品

ビタミンB類

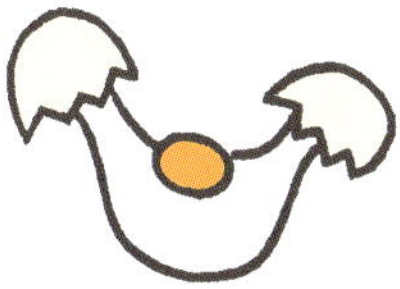

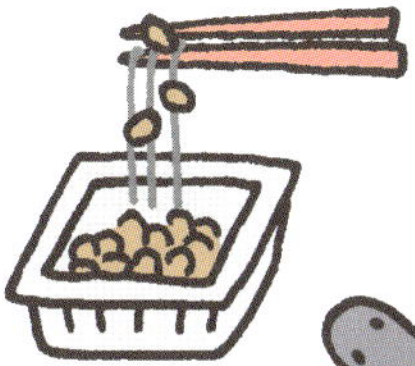

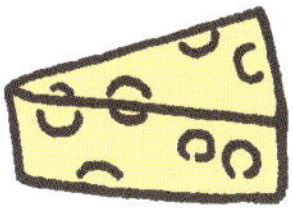

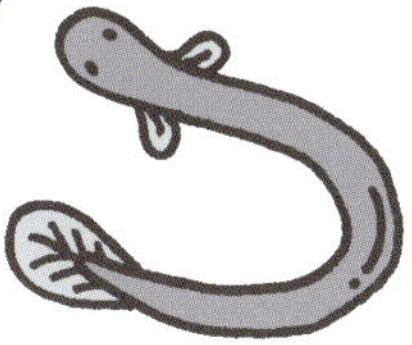

ビタミンB_1…末梢神経の働きを高め、糖質の代謝にも必要。納豆やうなぎ、玄米に多く含まれる。

ビタミンB_2…細胞の再生、エネルギー代謝、脂質の代謝に必要。納豆、レバー、卵、チーズに多く含まれる。

ビタミンB_{12}…末梢神経を修復し、働きを高める。レバー、サンマ、貝類に多く含まれる。

亜鉛

不足すると聴覚に影響を及ぼす可能性がある栄養素。牡蠣やレバーに多く含まれる。

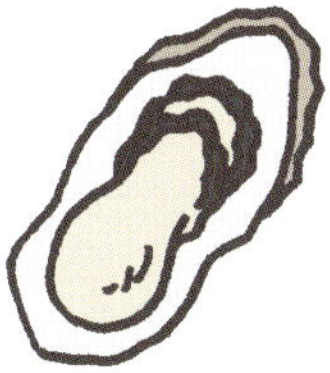

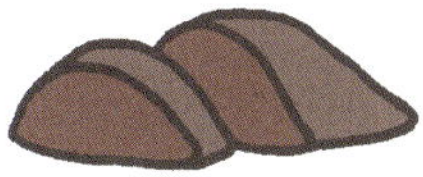

トリプトファン

不安やイライラを沈めるセロトニンの生成に欠かせない。牛乳や赤身の魚、アーモンドなどに含まれる。

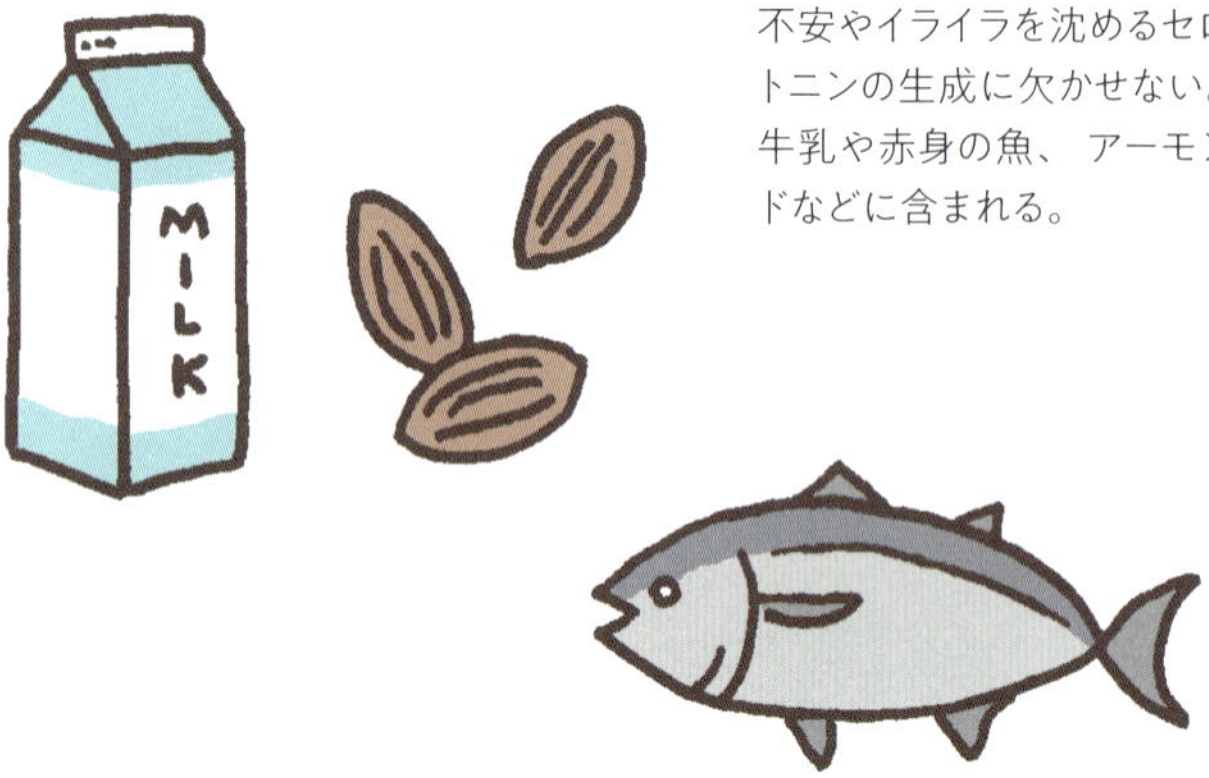

オメガ3系の油

加齢による動脈硬化で聞こえが悪くことがある。動脈硬化を防ぐには、血液をサラサラにする効果があるオメガ3系の油がよい。サバ、さんまなどの青魚や、エゴマ油などに含まれる。

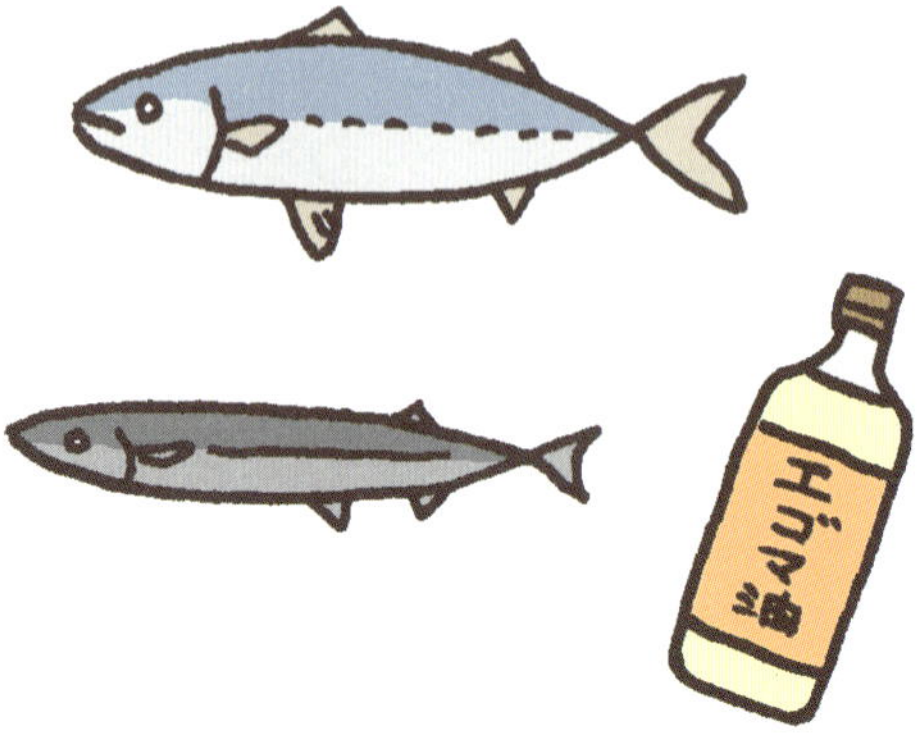

控えたい食品

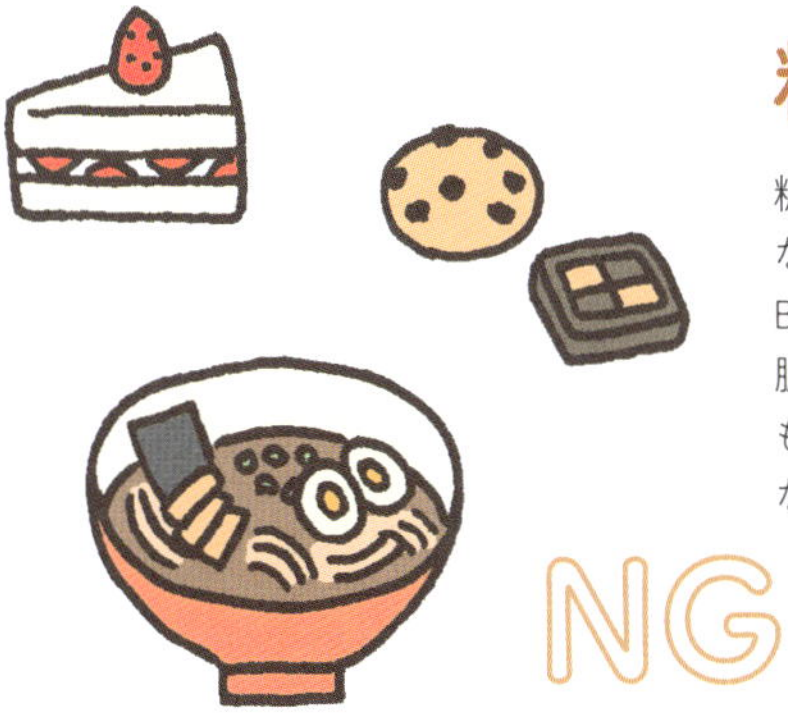

糖類

糖質のとりすぎは、 末梢神経などの働きをよくするビタミンB1の不足につながったり、 動脈硬化を進めたりする。 甘いものが欲しいときはお菓子ではなく、 フルーツを選んで。

カフェイン

カフェインは神経を興奮させる作用があるため、 耳鳴りが悪化する恐れがある。 コーヒーや緑茶、 紅茶などはデカフェタイプを選ぶのも◎。

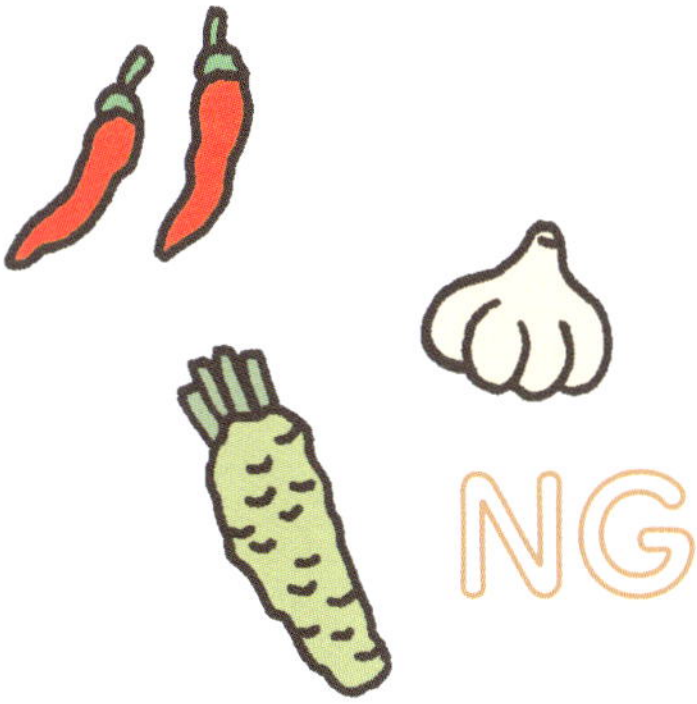

刺激物

香辛料や薬味にも神経を興奮させる作用があるため、 できるだけ避けたほうがいい。

耳鳴り・めまいセルフケア

嗜好品は控えめに

耳鳴りやめまいの症状を改善するためには、喫煙や飲酒はあまりおすすめできません。とくに喫煙（たばこ）については、すぐにでも禁煙することをおすすめします。たばこに含まれる**ニコチンには、血管を収縮させる作用がある**ことから、血流を悪化させやすいのです。すると、耳や脳の細い血管にもその影響が及び、まわりの神経や細胞への酸素や栄養の供給が滞るようになって、症状を引き起こしやすくなります。

アルコールの摂取については、**症状の強くないときに適量を楽しむ程度にとどめましょう**。また、たとえ少量であっても、お酒を飲むと耳鳴りやめまいが生じる場合には、飲むのを控えましょう。

185ページでも紹介しましたが、コーヒーや緑茶などに含まれるカフェインや、カレーなどに使われる香辛料には、神経を興奮させる作用があるため、耳鳴りやめまいを悪化させる可能性があります。症状が強いときには避けるようにして、落ち着いてきたら控えめに楽しみましょう（コーヒーなら1日1杯程度）。また、エナジードリンクには、カフェインが多く含まれていますので、摂取は避けましょう。

避けたい習慣

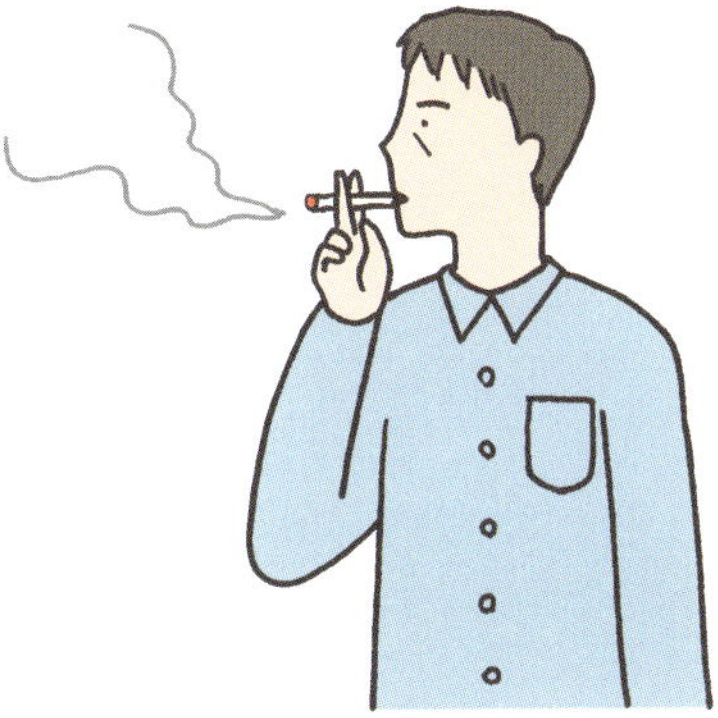

喫煙

ニコチンは血管を収縮させる作用があり、 病状が悪化する恐れがある。

飲酒

適量ならよいが、 飲みすぎは要注意!

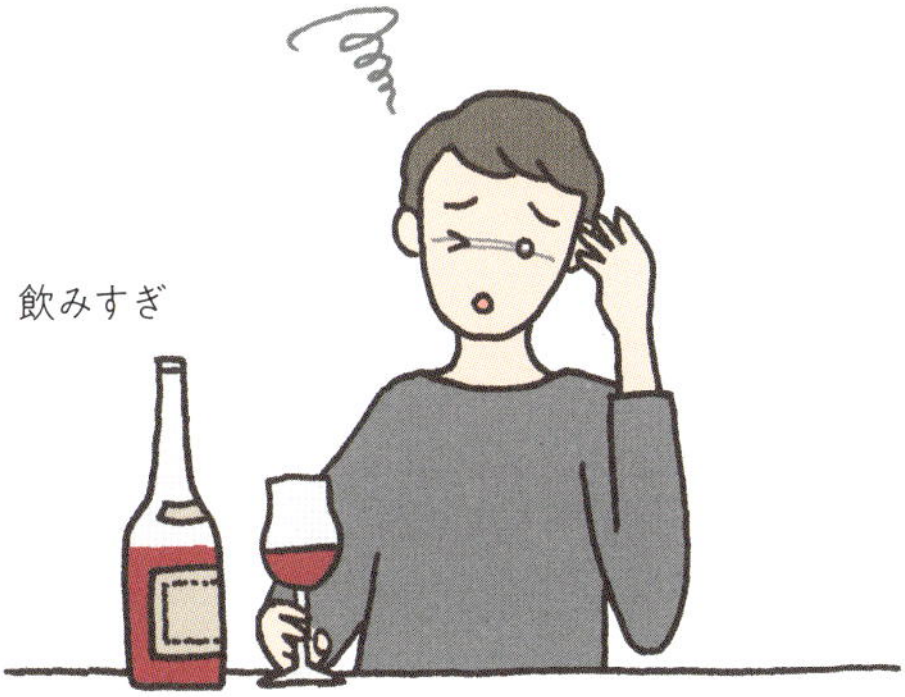

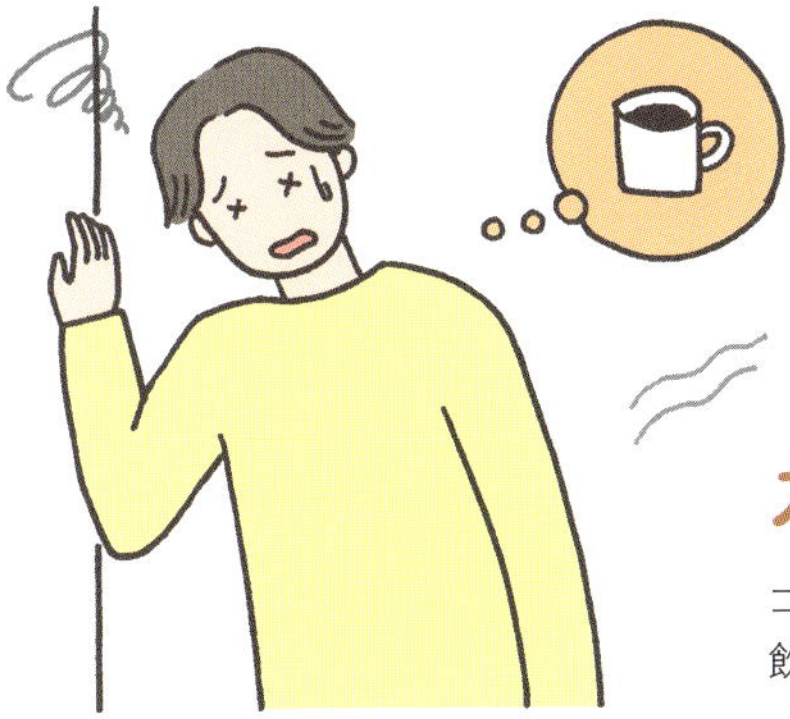

カフェイン

コーヒーやエナジードリンクも飲みすぎないように。

耳鳴り・めまいセルフケア

生活リズムを整える

耳鳴りやめまいといった症状は、自律神経のバランスが乱れることで起こりやすくなります。**自律神経は本来、朝から交感神経が活発になり、お昼に向けて体が活動しやすい状態になり、夕方から徐々に副交感神経が活発になる**と、体を休ませようとします。このバランスが崩れると、夜になっても目が冴えて眠れず、朝から頭がぼんやりして、動くのもつらい……といった、さまざまな不調を引き起こします。そして、耳鳴りやめまいも、この不調のひとつとして発生します。

乱れた自律神経のバランスを整えるには、早寝早起きを心がけ、こまめに体を動かし、1日3食を規則正しく食べるなど、生活リズムを整えることが大切です。

また、**自律神経の乱れの大きな原因となるのが、ストレスや過労**です。必要以上にストレスや疲労を溜め込まないように、こまめに休息をとるなど、心身をゆるめる習慣を身につけましょう。

耳鳴りやめまいは、「休んだほうがいいよ」という、体からのSOSといえます。そのシグナルを見逃さず、まずは「自分第一」で、あなた自身をいたわるようにしましょう。

自律神経は1日のうちで変動する

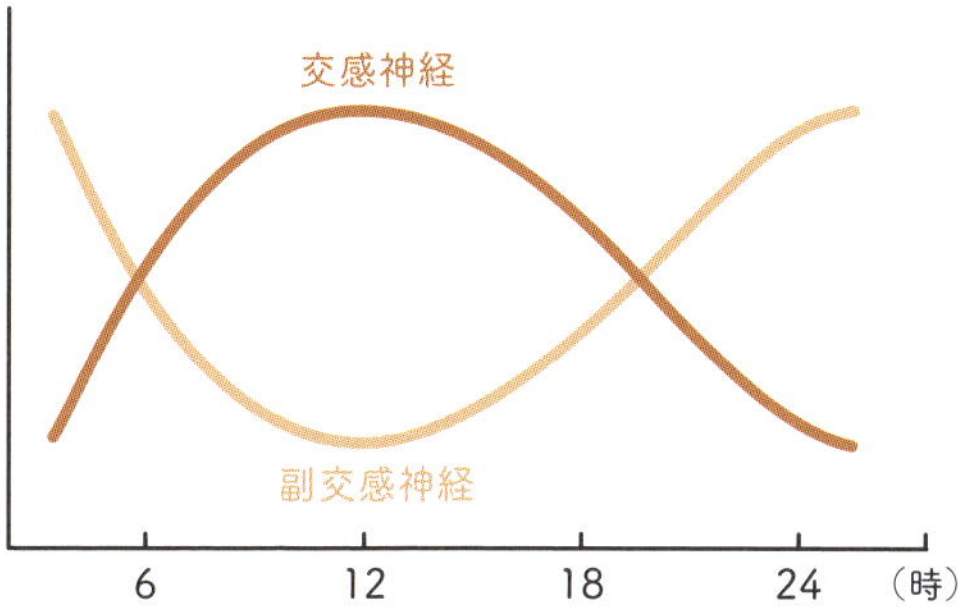

「アクセル」の働きをする交感神経は朝から活発に、「ブレーキ」の働きをする副交感神経は夕方から活発になる。お互いがシーソーのようにバランスをとっている状態がベスト。

早寝早起きが大切

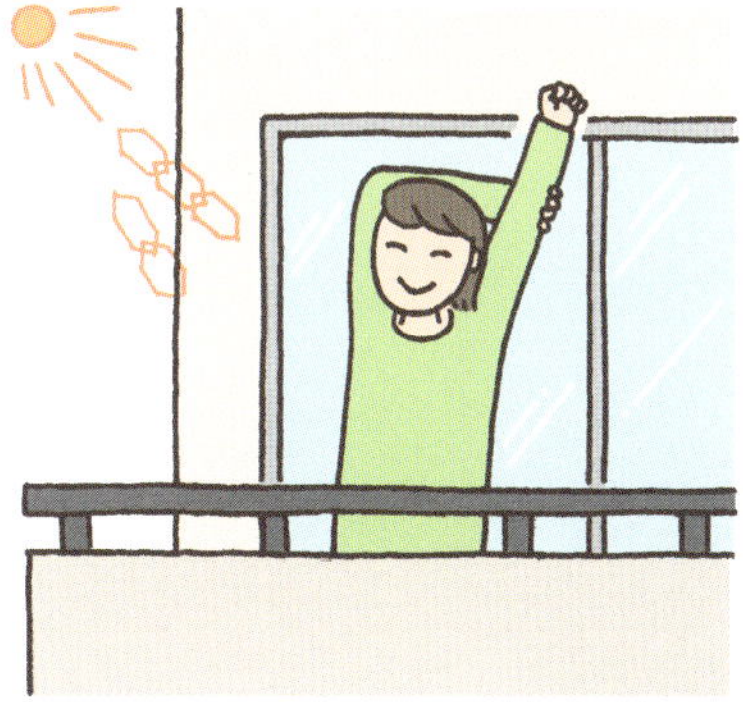

朝起きたら窓を開けて朝日を浴びる。体内時計がリセットされて、1日が気持ちよく始まる。

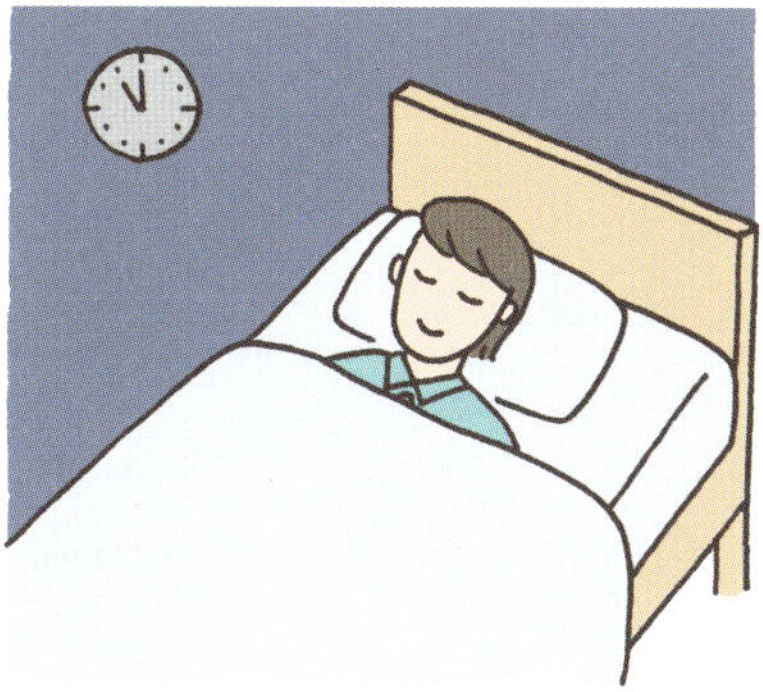

夜更かしや寝不足は自律神経の敵。寝られないからといって飲酒すると、逆に眠りが浅くなるので注意。

おわりに

この本を最後まで読んでいただき誠にありがとうございます。実は耳鳴りやめまいは病院に行かなくても自分で対処できる症状が多いです。理由は以下の3つです。

①診断に重要なのは、検査結果よりも症状がどのように、いつから起こったのかという問診である。

②症状を取り去る即効性の薬がなく、病院の処方薬は症状改善の手助けに過ぎない。

③薬より、セルフケアを行い、生活習慣を見直すことが最も効果的な治療。

耳鳴りやめまいについて、検査から得られる情報は多くありません。むしろ、正確な診断には、いつからどのように症状が起こり、どのくらい続いているかという病歴を聞く問診が重要です。しかし、忙しいクリニックでは、問診が十分に行われずに、検査だけを行い「異常なし」と言われることが多いかもしれません。納得のいく診断や説明がされず、皆さんもモヤモヤとして、不満や疑問を感じるでしょう。こんな時、自分自身で症状を思い出して診断を行う方が、正確なこともあります。この本のチェックリストを参考に、どんな病気に当てはまりそうか確認してみてください。

もし病院に行って正確な診断がなされたとしても、耳鳴りやめまいの症状をピタッと完全に止める薬はありません。有効性が証明されているのは、メニエール病に対する浮腫をとる薬程度です。ほとんどの薬は、症状を和らげるもので、原因を治す効能は限られています。

薬よりも最も重要なことは、音響療法や前庭リハビリ、睡眠を十分にとるなど生活習慣を見直すことです。補聴器の使用や体操などの日々の生活を改善することが、毎日薬を飲むよりも効果的です。自分で病気を治すためにできることが多くあるのです。

この本を読んでいただいた皆さんにはそれができるはずです。耳鳴りやめまいを克服し、笑顔で暮らしていける未来を手に入れましょう。自分を変えられるのは、他でもない自分自身です。

富田雅彦

富田雅彦（とみた・まさひこ）
医学博士。耳鼻咽喉科頭頸部外科学会認定専門医、補聴器相談医。めまい平衡医学会認定めまい相談医。富田耳鼻科クリニック院長。
新潟大学医歯学系耳鼻咽喉科助教、長岡赤十字病院耳鼻咽喉科部長を経て、2019年、新潟県新発田市にて富田耳鼻科クリニックを開院。病気の悩みに共感する心で質の高い医療を提供し、日本全国から患者が訪れる。登録者数14万人を超えるYoutubeチャンネルでは、「みみ・はな・のど」の症状に不安や苦痛を感じている視聴者に対して、病院に行かなくても良いように役に立つ知識をわかりやすく解説している。
Youtubeチャンネル　耳鼻科医富田のいいみみCh　https://www.youtube.com/@NiceEar

参考文献

『ウルトラ図解 めまい・耳鳴り　治療の不安をなくす知識と生活術』古宇田寛子（法研）
『難聴・耳鳴り・めまいの治し方』小川郁（講談社）

本書の内容に関するお問い合わせは、**書名、発行年月日、該当ページを明記**の上、書面、FAX、お問い合わせフォームにて、当社編集部宛にお送りください。**電話によるお問い合わせはお受けしておりません**。また、本書の範囲を超えるご質問等にもお答えできませんので、あらかじめご了承ください。
FAX：03－3831－0902
お問い合わせフォーム：https://www.shin-sei.co.jp/np/contact.html

落丁・乱丁のあった場合は、送料当社負担でお取替えいたします。当社営業部宛にお送りください。

本書の複写、複製を希望される場合は、そのつど事前に、出版者著作権管理機構（電話：03-5244-5088、FAX：03-5244-5089、e-mail：info@jcopy.or.jp）の許諾を得てください。

JCOPY ＜出版者著作権管理機構 委託出版物＞

悩み・不安・困った！を専門医がスッキリ解決
耳鳴り・めまい

2025年 4 月 5 日　初版発行

著　者　富田雅彦
発行者　富永靖弘
印刷所　株式会社新藤慶昌堂

発行所　東京都台東区台東2丁目24　株式会社 新星出版社
〒110-0016 ☎03(3831)0743

© Masahiko Tomita 2025　Printed in Japan

ISBN978-4-405-09463-5